Kochbuch

für

Hunde

[2 in 1] LEITFADEN + REZEPTESAMMLUNG mit leckeren Gerichten und Snacks für die Gesundheit Ihres Hundes. Einfache Gerichte für ein gesundes und glückliches Hundeleben.

-ALEX BENNETT-

I. Einleitung

A. Zweckerklärung

In den letzten Jahren sind die Menschen immer besorgter über die Qualität und die Inhaltsstoffe des im Handel verkauften Hundefutters geworden. Als Hundebesitzer fragen wir uns oft, was in dem abgepackten Futter, das wir für unsere Hunde kaufen, enthalten ist und ob es wirklich gut für ihre Gesundheit und ihr Wohlbefinden ist. Wir betrachten unsere Haustiere als Mitglieder unserer Familie, und so wie wir versuchen, das beste Futter für uns selbst zu essen, wollen wir das auch für sie.

Dieses Buch, "Kochbuch für Hunde [2 in 1] LEITFADEN + REZEPTESAMMLUNG", ist gefüllt mit köstlichen Mahlzeiten und Snacks, die die Gesundheit und das Glück Ihres Hundes fördern. Einfache, ausgewogene und bei Hunden beliebte Gerichte für ein lebendiges, fröhliches Hundeleben" wurde sorgfältig mit einem klaren Ziel vor Augen zusammengestellt: Hundebesitzern wie Ihnen dabei zu helfen, Ihren Lieblingen gesunde, hausgemachte Mahlzeiten zu geben, die auf ihre speziellen Ernährungsbedürfnisse zugeschnitten sind.

Das Ziel ist nicht nur, dass Ihr Hund gesund bleibt, sondern auch, dass er länger lebt und Sie mehr Zeit mit ihm verbringen können. Sie werden feststellen, dass Sie auf diese Weise die Ernährung Ihres Haustieres besser kontrollieren und möglicherweise schädliche Inhaltsstoffe vermeiden können, die häufig in kommerziell hergestelltem Futter enthalten sind.

Dieses Buch führt Sie durch die komplizierte Welt der Hundeernährung und hilft Ihnen zu verstehen, welche Zutaten sicher und gut für Ihren Hund sind und welche Sie vermeiden sollten. Es gibt Ihnen einen einfach zu befolgenden Plan für die Umstellung von gekauftem auf selbstgekochtes Futter, für die

Planung ausgewogener Mahlzeiten und für die Zubereitung einer Vielzahl von Rezepten, die Ihr Hund lieben wird.

Dieses Buch bietet alles, was Sie brauchen, egal ob Sie viel zu tun haben und schnelle und einfache Rezepte brauchen oder ob Ihr Hund besondere gesundheitliche Bedürfnisse hat, auf die Sie achten müssen. Es enthält auch Kostenanalysen, damit Sie wissen, wie Sie Geld sparen können, ohne auf die Nährstoffe für Ihren Hund zu verzichten.

Wir sprechen über mehr als nur die Fütterung Ihres Hundes. Es geht auch darum, die Gesundheit Ihres Hundes im Auge zu behalten und das Futter bei Bedarf zu ändern. Um sicherzustellen, dass es Ihrem Hund mit selbstgemachtem Futter gut geht, müssen Sie seinen Gesundheitszustand regelmäßig überprüfen, Anzeichen für Futtermängel erkennen und die Ernährung bei Bedarf ändern.

Bei der Umstellung auf gesundes Hundefutter geht es nicht nur darum, das Leben Ihres Hundes zu verlängern, sondern auch darum, die Zeit, die Sie mit Ihrem Hund verbringen, zu verbessern. Gesündere Haustiere sind glücklichere Haustiere, und ihre Freude und Energie wirken sich immer auf unser Leben aus. Mit den Informationen und Hilfsmitteln, die Ihnen dieses Buch an die Hand gibt, werden Sie besser in der Lage sein, Entscheidungen über die Ernährung Ihres Hundes zu treffen, die zu einem gesünderen und glücklicheren Leben für Ihren geliebten Hund führen.

Lassen Sie uns gemeinsam auf diese Reise gehen, um unseren Hunden das bestmögliche Leben zu ermöglichen.

B. Vorteile von selbstgemachtem Hundefutter

Die Fütterung unserer Hunde mit hausgemachtem Futter bringt zahlreiche Vorteile mit sich, die über den reinen Nährwert hinausgehen. Diese Vorteile wirken sich nicht nur auf die körperliche Gesundheit unserer Haustiere aus, sondern auch auf ihre Verhaltensmuster und unseren Seelenfrieden. Im Folgenden finden Sie einige der überzeugenden Gründe, die für eine hausgemachte Ernährung Ihres Hundes sprechen:

Maßgeschneiderte Ernährung: Jeder Hund ist einzigartig und hat seine eigenen Ernährungsbedürfnisse. Mit einer hausgemachten Ernährung haben Sie die Möglichkeit, die Mahlzeiten für Ihr Tier auf diese speziellen Bedürfnisse abzustimmen. Sie können Faktoren wie Alter, Rasse, Gewicht, Aktivitätsniveau und Gesundheitszustand berücksichtigen, was bei handelsüblichem Futter oft nicht möglich ist.

Qualitätskontrolle: Wenn Sie Ihren Hund zu Hause füttern, wissen Sie genau, was in seinem Napf ist. Sie können qualitativ hochwertige Vollwertprodukte auswählen und auf Zusatz-, Konservierungs- und Füllstoffe verzichten, die häufig in kommerziellem Tierfutter enthalten sind. Dieses Maß an Kontrolle kann den Nährstoffgehalt der Nahrung Ihres Hundes erheblich beeinflussen.

Variation der Ernährung: Mit selbstgemachtem Futter können Sie Ihrem Haustier eine größere Auswahl an Nahrungsmitteln anbieten. Das macht die Mahlzeiten nicht nur angenehmer für Ihren Hund, sondern sorgt auch dafür, dass er ein breites Spektrum an Nährstoffen erhält.

Allergie-Management: Wenn Ihr Hund unter Futtermittelallergien oder -empfindlichkeiten leidet, kann eine selbst zubereitete Nahrung ein Lebensretter sein. Sie können problematische Inhaltsstoffe einfach ausschließen und mit verschiedenen Nahrungsmitteln experimentieren, um herauszufinden, was für Ihr Tier am besten geeignet ist.

Verbesserte Gesundheit und Langlebigkeit: Eine ausgewogene, selbst zubereitete Ernährung kann zu sichtbaren Verbesserungen der Gesundheit Ihres Hundes führen. Dazu gehören ein glänzendes Fell, eine gesündere Haut, ein schlankerer Körperbau, ein höheres Energieniveau und eine bessere allgemeine Vitalität. Mit der Zeit können diese gesundheitlichen Vorteile zu einem längeren und glücklicheren Leben Ihres Haustiers beitragen.

Kostengünstig: Selbstgemachtes Hundefutter scheint zwar teurer zu sein, kann aber durchaus kosteneffizient sein, vor allem, wenn Sie klug einkaufen und die Mahlzeiten in großen Mengen zubereiten.

Stärkung der Bindung: Die Zubereitung von Mahlzeiten für Ihren Hund kann eine Liebeserklärung sein. So können Sie Zeit und Sorgfalt in das Wohlbefinden Ihres Hundes investieren, was die Bindung zwischen Ihnen und Ihrem Tier vertiefen kann.

In den folgenden Kapiteln gehen wir auf jeden dieser Vorteile näher ein und geben Ihnen praktische Anleitungen für eine erfolgreiche Umstellung auf selbst zubereitetes Hundefutter. Denken Sie daran, dass es nicht nur darum geht, Ihren Hund zu füttern, sondern ihn zu ernähren - und das ist der große Unterschied, den hausgemachte Mahlzeiten ausmachen können.

C. Kurzer Überblick über das Buch

"Kochbuch für Hunde [2 in 1] LEITFADEN + REZEPTESAMMLUNG" soll Ihnen alles vermitteln, was Sie über die Fütterung Ihres Hundes mit hausgemachten Mahlzeiten wissen müssen, ganz gleich, ob Sie mit dem Konzept völlig neu vertraut sind oder Ihre bisherigen Praktiken verbessern und erweitern möchten. Im Folgenden finden Sie einen kurzen Überblick über den Inhalt dieses Buches:

Kapitel 1: Die Ernährungsbedürfnisse Ihres Hundes verstehen
Wir befassen uns mit den Grundlagen der Hundeernährung, um Ihnen das nötige Wissen zu vermitteln, das Sie für eine ausgewogene Ernährung Ihres Hundes benötigen.

Kapitel 2: Inhaltsstoffe, die Sie in der Ernährung Ihres Hundes berücksichtigen und vermeiden sollten
In diesem Kapitel werden sichere und unsichere Inhaltsstoffe genannt, damit Sie bei der Zusammenstellung der Mahlzeiten für Ihren Hund fundierte Entscheidungen treffen können.

Kapitel 3: Umstellung von gekauftem auf selbstgekochtes Futter
Die Umstellung Ihres Haustieres auf eine neue Ernährung muss mit Sorgfalt erfolgen. Wir zeigen Ihnen, wie Sie sicherstellen können, dass die Umstellung Ihres Hundes reibungslos verläuft.

Kapitel 4: Planung einer ausgewogenen Mahlzeit für Ihren Hund
Wenn Sie sich gesund ernähren wollen, müssen Sie Ihre Mahlzeiten planen. In diesem Teil erfahren Sie, welche Vitamine und Mineralstoffe Ihr Hund braucht und wie Sie sie ihm geben können.

Kapitel 5: Schnelle und einfache Rezepte für eine stressige Woche
Wir wissen, dass Zeit ein limitierender Faktor sein kann. Deshalb haben wir eine Liste mit schnellen und einfachen Rezepten zusammengestellt, die keine Kompromisse beim Nährwert eingehen.

Kapitel 6: Spezielle Rezepte für besondere Gesundheitsbedürfnisse
Ganz gleich, ob Ihr Hund übergewichtig ist, ein Herzleiden hat oder ein aktiver Arbeitshund ist - wir bieten spezielle Rezepte, die auf die Bedürfnisse Ihres Hundes abgestimmt sind.

Kapitel 7: Gemischtes Kochen und Vorbereitung von Mahlzeiten für Ihren Hund
Hier stellen wir Ihnen das Konzept des stapelweisen Kochens und der Zubereitung von Mahlzeiten vor, damit Sie Zeit sparen und gleichzeitig sicherstellen können, dass Ihr Hund immer eine gesunde Mahlzeit erhält.

Kapitel 8: Ein Kostenvergleich zwischen selbstgemachtem und gekauftem Hundefutter
In diesem Kapitel werden die Kosten für selbst zubereitete Mahlzeiten im Vergleich zu gekauftem Futter aufgeschlüsselt, damit Sie eine fundierte Entscheidung treffen können.

Kapitel 9: Überwachen Sie die Gesundheit Ihres Hundes und passen Sie seine Ernährung entsprechend an
Abschließend erfahren Sie, wie Sie die Gesundheit Ihres Hundes überwachen, Anzeichen von Ernährungs Mängeln erkennen und die Ernährung entsprechend anpassen können.

In den Anhängen finden Sie zusätzliche Ressourcen, wie z. B. beispielhafte wöchentliche Speisepläne und den Nährstoffgehalt der häufigsten Zutaten.

Dieses Buch nimmt Sie Schritt für Schritt mit auf diese Reise und will Ihnen den Übergang zu selbstgemachtem Hundefutter so einfach und nahtlos wie möglich machen. Es soll Ihnen das nötige Handwerkszeug, das Wissen und die Zuversicht vermitteln, die Sie brauchen, um diese bedeutsame Veränderung im Leben Ihres Hundes zu vollziehen. Wir glauben, dass die Liebe, die wir für unsere Hunde empfinden, eine starke Motivation ist, ihnen die bestmögliche Ernährung zu bieten, und genau dabei wird Ihnen dieses Buch helfen.

II. Kapitel 1: Verständnis für die Ernährungsbedürfnisse Ihres Hundes

A. Grundlegende Ernährungsprinzipien für Hunde

Die Grundregeln der Hundeernährung zu verstehen, ist der Schlüssel zu einer ausgewogenen, hausgemachten Mahlzeit für Hunde. Im Folgenden werden wir die wichtigsten Bestandteile der Ernährung Ihres Hundes aufschlüsseln und erklären, warum jeder einzelne von ihnen wichtig ist.

Eiweiß: Hunde sind hauptsächlich Fleischfresser, aber sie können auch andere Dinge fressen. Daher sollten Proteine einen großen Teil ihrer Ernährung ausmachen. Proteine liefern wichtige Aminosäuren, die für Wachstum, Muskelaufbau, Gewebereparatur, Immunfunktion und die Bildung von Hormonen und Enzymen benötigt werden. Fleisch, Fisch, Eier und Milchprodukte sind allesamt gute Energiequellen für Hunde.

Fette: Fette sind die beste Quelle für konzentrierte Energie für Hunde. Sie liefern dem Hund benötigte Fettsäuren, die sein Körper nicht selbst herstellen kann. Außerdem helfen sie dem Hund bei der Aufnahme von Nährstoffen und sind wichtig für das Aussehen und die Funktion der Zellen.
Die richtigen Fettarten, wie Omega-3- und Omega-6-Fettsäuren, sind auch gut für die Haut und den Körper Ihres Hundes. Fischöl, Leinsamen, Hühnerfett und Rapsöl sind allesamt gute Quellen für gesunde Fette für Hunde.

Kohlenhydrate: Im Gegensatz zu Menschen brauchen Hunde keine Kohlenhydrate in ihrer Ernährung, aber sie können dennoch davon profitieren. Kohlenhydrate können eine gute Quelle für Ballaststoffe und Energie sein. Außerdem helfen sie bei der Verdauung der Nahrung und halten den Darm gesund. Kohlenhydrate, die gut für Sie sind, finden Sie in Vollkornprodukten, Gemüse und einigen Früchten.

Vitamine und Mineralstoffe: Der Körper braucht sie in geringen Mengen, aber sie sind für viele verschiedene Dinge wichtig. Sie tragen dazu bei, dass die Knochen gesund bleiben, dass Hormone gebildet werden, dass die Nerven funktionieren und vieles andere mehr. Viele der benötigten Vitamine und Mineralstoffe sind in einer gesunden, ausgewogenen Ernährung enthalten, aber möglicherweise müssen Sie auch Nahrungsergänzungsmittel einnehmen.

Wasser: Eine ausreichende Flüssigkeitszufuhr ist wichtig für die Gesundheit Ihres Hundes, denn sie unterstützt die Verdauung, die Nährstoffaufnahme, die Temperaturregulierung und die Aufrechterhaltung aller Körperprozesse. Sorgen Sie dafür, dass Ihr Hund immer sauberes, frisches Wasser trinken kann.

Wenn Sie zu Hause für Ihren Hund kochen, ist es wichtig, dass Sie die richtige Mischung aus diesen Bestandteilen finden und je nach den Bedürfnissen Ihres Hundes Änderungen vornehmen.

Sie müssen auch das Alter, das Gewicht, die Rasse, den Bewegungsgrad und den Gesundheitszustand Ihres Hundes berücksichtigen, da diese Faktoren einen großen Einfluss auf die Ernährungsbedürfnisse Ihres Hundes haben können. Am besten sprechen Sie mit einem Tierarzt oder einem Experten für Tiernahrung, um sicherzustellen, dass die Ernährungsbedürfnisse Ihres Hundes erfüllt werden.

Im nächsten Teil gehen wir auf die unterschiedlichen Ernährungsbedürfnisse von Hunden in verschiedenen Lebensphasen und von Hunden mit bestimmten gesundheitlichen Problemen ein. Dies wird Ihnen helfen, die Ernährung Ihres

Hundes weiter anzupassen. Wenn Sie diese grundlegenden Ernährungsregeln kennen, sind Sie auf dem besten Weg, schmackhafte und gesunde Mahlzeiten für Ihren Hund selbst zuzubereiten.

B. Einzigartige Ernährungsbedürfnisse nach Lebensphase

Hunde haben, genau wie Menschen, in verschiedenen Lebensabschnitten unterschiedliche Ernährungsbedürfnisse. Wenn Sie diese Bedürfnisse verstehen, können Sie Ihrem Hund ein besseres Futter geben. Im Folgenden erfahren Sie, wie sich die Ernährungsbedürfnisse Ihres Hundes in den verschiedenen Lebensabschnitten ändern:

Welpen: Welpen wachsen und entwickeln sich schnell, weshalb sie einen hohen Nahrungsbedarf haben. Sie brauchen mehr Eiweiß und Fett als erwachsene Hunde, und diese Nährstoffe sollten einen großen Teil ihrer Nahrung ausmachen. Das Futter für Welpen sollte auch viele Vitamine und Mineralstoffe wie Kalzium und Phosphor enthalten, die für das Knochenwachstum wichtig sind. Füttern Sie Hunde immer entsprechend der Größe, die sie als Erwachsene erreichen sollen. Welpen kleiner Rassen wachsen schneller heran und können vor ihren größeren Artgenossen mit Erwachsenenfutter gefüttert werden.

Erwachsene Hunde: Sobald Ihr Hund erwachsen ist, stabilisiert sich sein Nährstoffbedarf. Die Ernährung eines erwachsenen Hundes sollte ausgewogen sein, wobei der Schwerpunkt auf der Erhaltung eines gesunden Gewichts und der Unterstützung der allgemeinen Gesundheit liegt. Das Futter sollte hochwertiges Eiweiß, Kohlenhydrate als Energielieferanten und ausreichend Vitamine und Mineralstoffe enthalten. Um eine Gewichtszunahme zu vermeiden, sollte die Kalorienmenge der Bewegung des Hundes entsprechen.

Ältere Hunde: Wenn Hunde älter werden, verlangsamt sich ihr Stoffwechsel und ihr Nahrungsbedarf ändert sich. Ältere Hunde benötigen in der Regel weniger Kalorien, weil sie nicht mehr so aktiv sind, aber sie brauchen dennoch eine hochwertige Proteinquelle, um ihre Muskeln zu erhalten. Das Futter für ältere Hunde sollte auch Omega-3-Fettsäuren enthalten, um die Gelenke gesund zu halten, und Getreide, um das Verdauungssystem gesund zu halten.

Trächtige oder säugende Hunde: Trächtige und säugende Hunde haben einen erhöhten Nährstoffbedarf, um das Wachstum der Welpen und die Milchproduktion zu unterstützen. Sie benötigen mehr Kalorien, Eiweiß und bestimmte Vitamine und Mineralien. Eine ausgewogene und nährstoffreiche Ernährung ist in dieser Phase von entscheidender Bedeutung.

Hunde, die arbeiten oder sehr aktiv sind: Hunde, die arbeiten oder sehr aktiv sind, haben einen höheren Energiebedarf. Meistens brauchen sie eine protein- und fettreiche Ernährung, um genügend Energie zu erhalten und ihr Gewicht zu halten.

Denken Sie immer daran, dass sich diese Regeln je nach Hund ändern können. Rasse, Größe, Gesundheit, Bewegungsumfang und andere Faktoren können sich auf den Nährstoffbedarf auswirken.

Wenn Sie einen Ernährungsplan für Ihren Hund erstellen, sollten Sie mit einem Tierarzt oder einem qualifizierten Ernährungsberater für Haustiere sprechen. So können Sie sicherstellen, dass Ihr pelziger Freund in jeder Phase seines Lebens die beste Ernährung erhält und ein gesünderes, glückliches Leben führt. Im nächsten Teil werden wir darüber sprechen, was Hunde mit bestimmten Gesundheitszuständen essen sollten.

C. Gesundheitliche Erwägungen und Ernährung

Genau wie Menschen können auch Hunde verschiedene gesundheitliche Probleme haben, die sich stark auf ihren Nahrungsbedarf auswirken können. Einige Gesundheitsprobleme lassen sich zumindest teilweise durch eine Umstellung der Ernährung lindern. Im Folgenden wird auf einige häufige Gesundheitsprobleme bei Hunden eingegangen, und es wird erläutert, wie die Ernährung so umgestellt werden kann, dass sie die Gesundheit des Hundes unterstützt:

Fettleibigkeit: Fettleibigkeit ist ein häufiges Problem bei Hunden und kann zu vielen Gesundheitsproblemen wie Gelenkproblemen, Diabetes und Herzkrankheiten führen. Hunde, die übergewichtig sind oder Gewichtsprobleme haben, sollten eine fett- und kalorienarme, aber ballaststoffreiche Ernährung erhalten. So fühlen sie sich besser, ohne dass sie zusätzliche Kalorien zu sich nehmen. Regelmäßige Bewegung und die Kontrolle der Nahrungsmenge sind ebenfalls wichtig für die Gewichtskontrolle.

Allergien oder Nahrungsmittelunverträglichkeiten: Hunde können allergisch oder empfindlich auf bestimmte Lebensmittel reagieren, was sich in Juckreiz, Verdauungsproblemen und Hautproblemen äußern kann. Wenn Ihr Hund an einer Futtermittelallergie leidet, muss das allergieauslösende Element gefunden und aus dem Speiseplan gestrichen werden.

Gastrointestinale Probleme: Hunde mit Verdauungsproblemen können von einer leicht verdaulichen Nahrung profitieren. Dazu gehören in der Regel leicht verdauliche Proteine, bestimmte Arten von Ballaststoffen und manchmal auch Bakterien, die den Darm gesund halten.

Nierenkrankheit: Nierenkranke Hunde brauchen oft eine protein- und phosphorarme Ernährung. Das Eiweiß, das sie zu sich nehmen, sollte jedoch von hoher Qualität sein. Wenden Sie sich immer an einen Tierarzt, um eine Nierenerkrankung durch die Ernährung richtig zu behandeln.

Herzkrankheit: Herzkrankheiten bei Hunden erfordern häufig eine natriumarme Ernährung, um Flüssigkeitsansammlungen zu vermeiden. Bestimmte Nahrungsergänzungsmittel wie Taurin und L-Carnitin können ebenfalls von Vorteil sein, allerdings sollten Sie immer einen Tierarzt konsultieren, bevor Sie Ihrem Hund Nahrungsergänzungsmittel verabreichen.

Diabetes: Hunde mit Diabetes brauchen eine Ernährung, die ihren Blutzuckerspiegel unter Kontrolle hält. Dazu gehört in der Regel ein hoher Anteil an Ballaststoffen, die den Eintritt von Glukose in den Blutkreislauf verlangsamen können. Eine konsequente Fütterungsroutine ist ebenfalls wichtig für das Management von Diabetes.

Arthritis: Hunde mit Arthritis können von einer Ernährung mit einem hohen Anteil an Omega-3-Fettsäuren profitieren, die zur Verringerung von Entzündungen beitragen können. Einige Medikamente wie Glucosamin und Chondroitin können ebenfalls die Gesundheit der Gelenke unterstützen.

Denken Sie daran, dass Sie bei Gesundheitsproblemen Ihres Hundes immer mit einem Tierarzt oder einem Experten für Tiernahrung sprechen sollten, bevor Sie das Futter Ihres Hundes grundlegend ändern. Die Wahl des richtigen Futters für Ihren Hund kann einen großen Unterschied für seine Gesundheit und Lebensqualität ausmachen.

Im nächsten Kapitel werden wir darüber sprechen, welche Inhaltsstoffe für Hunde sicher sind und welche nicht. Dies wird Ihnen helfen, bei der Herstellung von selbstgemachtem Hundefutter kluge Entscheidungen zu treffen.

III. Kapitel 2: Inhaltsstoffe, die in der Ernährung Ihres Hundes enthalten sind und vermieden werden sollten

A. Die sichere Liste: Was Ihr Hund fressen darf

Wenn Sie hausgemachte Mahlzeiten für Ihren Hund zubereiten, ist es wichtig zu wissen, welche Zutaten sicher und gut für seine Gesundheit sind. Hier sind einige wichtige Dinge, die in der Ernährung Ihres Hundes enthalten sein sollten:

Eiweißquellen: Magere Lebensmittel wie Huhn, Truthahn, Rind und Fisch sind gute Proteinquellen für Hunde. Sie können auch Organfleisch wie Leber und Herz zu sich nehmen, das viele wichtige Nährstoffe enthält.

Obst und Gemüse: Viele Obst- und Gemüsesorten sind für Hunde sicher und gesund. Sie liefern wichtige Vitamine, Mineralien und Ballaststoffe. Äpfel (ohne Kerne), Bananen, Blaubeeren, Karotten, Gurken, grüne Bohnen, Erbsen, Süßkartoffeln und Kürbisse sind eine gute Wahl.

Vollkorngetreide: Vollkorngetreide wie brauner Reis, Quinoa und Haferflocken sind gute Kohlenhydratquellen und können Ihrem Hund langsam freigesetzte Energie liefern.

Eier und Milch: Eier sind eine gute Quelle für leicht verdauliches Eiweiß, Riboflavin und Selen. Manche Hunde vertragen auch Milchprodukte wie Joghurt und Hüttenkäse, die zusätzliche Proteine und Kalzium liefern können.

Gesunde Fette: Gesunde Fette wie Fischöl, Leinsamenöl, Olivenöl und Kokosnussöl enthalten essenzielle Fettsäuren wie Omega-3 und Omega-6, die gut für die Haut, das Fell und die allgemeine Gesundheit Ihres Hundes sind.

Knochenbrühe: Knochenbrühe ist eine nährstoffreiche Flüssigkeit, die Vitamine liefern, die Gesundheit der Gelenke verbessern und ein gesundes Verdauungssystem unterstützen kann.

Führen Sie neue Nahrungsmittel langsam ein und achten Sie auf eventuelle Fehlreaktionen. Selbst unbedenkliche Nahrungsmittel können bei manchen Hunden Probleme verursachen, z. B. Nahrungsmittelallergien oder -unverträglichkeiten. Wenden Sie sich im Zweifelsfall an Ihren Tierarzt oder einen Experten für Tierernährung. Sie können Ihnen Ratschläge geben, die auf die individuellen Bedürfnisse Ihres Hundes abgestimmt sind, und Ihnen helfen, eine ausgewogene und gesunde Ernährung zusammenzustellen.

Im nächsten Teil werden wir über die Dinge sprechen, die Sie nicht in das Futter Ihres Hundes geben sollten, damit Ihr Tier sicher ist, wenn Sie die Welt des selbstgemachten Hundefutters entdecken.

B. Die unsichere Liste: Was Ihr Hund nicht fressen darf

Viele Dinge können von Hunden gegessen werden, aber es gibt auch einige, die giftig sind und daher vermieden werden sollten. Hier sind einige Dinge, die Sie niemals in die selbstgemachten Mahlzeiten Ihres Hundes geben sollten:

Schokolade: Schokolade enthält Theobromin, das schlecht für Hunde ist. Es kann zu Erbrechen, Durchfall, schneller Atmung, Herzrasen, Krampfanfällen und im schlimmsten Fall sogar zum Tod führen.

Weintrauben und Rosinen: Diese Früchte sind sehr schlecht für Hunde und können zu schnellem Nierenversagen führen.

Zwiebeln und Knoblauch: Diese Gemüsesorten können bei Hunden Anämie verursachen, da sie ihre roten Blutkörperchen abtöten. Dies gilt für alle Arten, ob roh, gekocht, in Pulverform oder getrocknet.

Xylit: Dieser künstliche Süßstoff, der in vielen zuckerfreien Lebensmitteln enthalten ist, kann bei Hunden eine schnelle Insulinausschüttung verursachen, die zu Hypoglykämie (Unterzuckerung), Krampfanfällen, Leberversagen oder sogar zum Tod führen kann.

Avocado: Avocado enthält Persin, eine Substanz, die bei Hunden Durchfall, Erbrechen und Herz Verstopfung verursachen kann.

Alkohol: Alkohol kann bei Hunden zu Erbrechen, Durchfall, verminderter Koordination, Depressionen des zentralen Nervensystems, Atemnot und sogar zum Tod führen.

Macadamianüsse: Diese Nüsse können bei Hunden Schwäche, Übelkeit, Zittern und Überhitzung hervorrufen.

Koffein: Koffeinhaltige Produkte wie Kaffee oder Tee können bei Hunden zu Unruhe, schneller Atmung, Herzklopfen, Muskelzittern und sogar zu Krampfanfällen führen.

Roher Hefeteig: Wenn ein Hund rohen Teig frisst, kann dieser in seinem Magen aufgehen und Schmerzen, Blähungen und sogar größere Probleme verursachen.
Einige chemische Süßstoffe und Lebensmittelzusatzstoffe: Neben Xylitol können auch einige chemische Süßstoffe, Farbstoffe und Lebensmittelzusatzstoffe schädlich für Hunde sein.

Diese Liste ist nicht vollständig, und es kann noch andere Dinge geben, die für Hunde schlecht sind. Bevor Sie Ihrem Hund neue Dinge geben, sollten Sie immer zuerst Ihren Tierarzt fragen.

Im nächsten Teil zeigen wir Ihnen, wie Sie Ihren Hund von gekauftem Futter auf gesunde, selbst zubereitete Mahlzeiten umstellen können. Dies ist ein sehr wichtiger Schritt, um sicherzustellen, dass Ihr Hund das Futter annimmt und generell gesund ist.

C. Identifizierung potenzieller Allergene und Umgang mit ihnen

Hunde reagieren oft allergisch oder empfindlich auf bestimmte Nahrungsmittel, was es schwierig machen kann, frische Mahlzeiten für sie zuzubereiten. Wenn Sie wissen, wie Sie mögliche Allergene erkennen und wie Sie damit umgehen, kann das einen großen Unterschied für die Gesundheit und das Wohlbefinden Ihres Hundes bedeuten.

Informieren Sie sich über die Ursachen häufiger Allergien: Jedes Lebensmittel kann bei einem Hund eine allergische Reaktion auslösen, aber bei einigen Lebensmitteln ist dies wahrscheinlicher. Dazu gehören Fleisch, Milchprodukte, Weizen, Eier, Huhn, Lamm, Schwein, Kaninchen, Soja und Fisch. Denken Sie daran, dass Hunde im Allgemeinen aufgrund der Proteinquelle eine Nahrungsmittelallergie haben.

Symptome von Nahrungsmittelallergien: Juckreiz, Ohrenentzündungen, Hautinfektionen, Durchfall und Erbrechen sind häufige Symptome von Nahrungsmittelallergien bei Hunden. Wenn Ihr Hund eines dieser Anzeichen aufweist, leidet er möglicherweise an einer Nahrungsmittelallergie oder -empfindlichkeit.

Diagnose und Tests: Wenn Sie vermuten, dass Ihr Hund eine Futtermittelallergie hat, kann ein Tierarzt Tests durchführen, um dies zu beweisen. Der genaueste Test ist eine Eliminationsdiät, bei der der Hund über einen bestimmten Zeitraum (in der Regel 8-12 Wochen) eine Diät ohne gängige Allergene erhält und dann nach und nach mögliche allergene Nahrungsmittel hinzugefügt werden, um die Ursache zu finden.

Behandlung von Nahrungsmittelallergien: Wenn ein bestimmtes Allergen gefunden wurde, besteht die beste Möglichkeit zur Behandlung der Allergie darin, Ihrem Hund das betreffende Futter vorzuenthalten. Das bedeutet, dass Sie bei der Zubereitung von selbstgemachten Mahlzeiten Produkte wählen müssen, die das Allergen nicht enthalten. Viele Hunde mit Futtermittelallergien vertragen eine Ernährung mit neuen Proteinen (Proteine, die sie noch nie gefressen haben) oder hydrolysierten Proteinen (Proteine, die so aufgeschlossen wurden, dass sie keine allergische Reaktion hervorrufen).

Konsultieren Sie einen Tierarzt oder einen Ernährungsberater für Haustiere: Der Umgang mit Futtermittelallergien bei Hunden kann schwierig sein, und jeder Hund kann anders reagieren. Es ist immer am besten, eng mit einem Tierarzt oder Ernährungsberater zusammenzuarbeiten, wenn es um mögliche Futtermittelallergien geht.

Futtermittelallergien können für Ihren Hund unangenehm und für Sie besorgniserregend sein, aber sie lassen sich wirksam behandeln. Der Schlüssel liegt darin, das Allergen zu identifizieren und eine ausgewogene Ernährung ohne diese Zutat zu erstellen. Im nächsten Kapitel beginnen wir mit der Herstellung von selbstgemachtem Hundefutter, indem wir den Übergangsprozess von kommerziellem Futter zu selbstgemachten Mahlzeiten erläutern.

IV. Kapitel 3: Der Übergang von gekauften zu selbstgemachten Lebensmitteln

A. Schrittweiser Übergang

Die Umstellung Ihres Hundes auf eine hausgemachte Nahrung sollte schrittweise erfolgen, um das Verdauungssystem Ihres Tieres nicht zu stören. Eine plötzliche Umstellung der Ernährung kann zu Problemen wie Erbrechen, Durchfall oder Appetitlosigkeit führen. Hier sind die Schritte für eine reibungslose Umstellung:

Fangen Sie langsam an: Beginnen Sie damit, einen kleinen Teil der bisherigen Nahrung Ihres Hundes durch selbst zubereitetes Futter zu ersetzen. In der Regel sollten Sie mit 10-25 % hausgemachtem Futter und 75-90 % des bisherigen Futters beginnen.

Beobachten Sie die Reaktion Ihres Hundes: Beobachten Sie genau, wie Ihr Hund auf das neue Futter reagiert. Achten Sie auf Veränderungen des Stuhlgangs, des Energiegehalts, des Gewichts, der Haut und des Fells. Wenn Ihr Hund Anzeichen von Magen-Darm-Beschwerden zeigt, verlangsamen Sie das Tempo der Umstellung.

Steigern Sie die Menge an selbstgemachtem Futter allmählich: Erhöhen Sie im Laufe von 7-10 Tagen allmählich den Anteil an selbstgemachtem Futter und verringern Sie gleichzeitig die Menge der alten Nahrung. Diese Umstellungsphase kann verlängert werden, wenn Ihr Hund einen empfindlichen Magen hat oder zu Diätverstimmungen neigt.

Erreichen von 100 % hausgemachtem Futter: Schließlich sollten die Mahlzeiten Ihres Hundes vollständig aus hausgemachtem Futter bestehen. Beobachten Sie den Gesundheitszustand Ihres Hundes und wenden Sie sich an einen Tierarzt, wenn Sie unerwünschte Reaktionen feststellen.

Routine und Beständigkeit: Hunde leben von der Routine. Versuchen Sie daher, die neue Nahrung jeden Tag zu denselben Zeiten zu füttern.

Konsultation eines Tierarztes oder Ernährungsberaters: Es ist ratsam, während der Umstellung einen Tierarzt oder Ernährungsberater zu konsultieren. Diese können Sie je nach Gesundheitszustand und Ernährungsbedürfnissen Ihres Hundes gezielt beraten.

Denken Sie daran, dass jeder Hund anders ist und dass das, was bei dem einen funktioniert, bei dem anderen nicht unbedingt der Fall ist. Seien Sie geduldig, und lassen Sie sich nicht entmutigen, wenn Ihr Hund das neue Futter anfangs nicht verträgt. Führen Sie die Umstellung langsam und stetig durch, und ehe Sie sich versehen, wird Ihr Hund seine neue, gesündere Ernährung genießen.

Im nächsten Abschnitt befassen wir uns mit der Zusammenstellung einer ausgewogenen, hausgemachten Ernährung und den wesentlichen Bestandteilen, die jede Mahlzeit enthalten sollte.

B. Überwachung der Gesundheit Ihres Hundes während der Umstellung

Bei der Umstellung Ihres Hundes auf eine hausgemachte Ernährung geht es nicht nur darum, das Futter in seinem Napf auszutauschen. Es ist wichtig, die Gesundheit Ihres Hundes während der Umstellung zu überwachen, um sicherzustellen, dass er die neue Ernährung verträgt. Hier sind einige Möglichkeiten, wie Sie die Gesundheit Ihres Hundes im Auge behalten können:

Gewicht: Wiegen Sie Ihren Hund regelmäßig, um sicherzustellen, dass er ein gesundes Gewicht hält. Eine rasche Gewichtsabnahme oder -zunahme kann auf ein Problem hindeuten und sollte Anlass für einen Besuch beim Tierarzt sein.

Energielevel: Achten Sie darauf, ob sich der Energielevel Ihres Hundes verändert hat. Eine gute Ernährung sollte das normale Aktivitätsniveau Ihres Hundes unterstützen. Wirkt Ihr Hund übermäßig lethargisch oder umgekehrt hyperaktiv, kann dies ein Hinweis darauf sein, dass seine Ernährungsbedürfnisse nicht erfüllt werden.

Fell und Haut: Eine gesunde Ernährung führt häufig zu einem glänzenden Fell und einer gesunden Haut. Wenn Sie stumpfes Fell, übermäßiges Haaren oder Hautreizungen feststellen, kann dies auf eine unausgewogene Ernährung oder eine Futtermittelunverträglichkeit hindeuten.

Darmbewegungen: Beobachten Sie den Kot Ihres Hundes. Veränderungen in Farbe, Konsistenz und Häufigkeit können Aufschluss darüber geben, wie gut er sich an die neue Ernährung gewöhnt hat. Durchfall, Verstopfung oder ungewöhnlich gefärbter Kot sollten einem Tierarzt gemeldet werden.

Appetit: Beobachten Sie den Appetit Ihres Hundes. Wenn Ihr Hund Futter zurücklässt oder übermäßig hungrig zu sein scheint, könnte das ein Hinweis darauf sein, dass Sie nicht die richtigen Portionen servieren oder dass das Futter nicht satt macht.

Verhaltensänderungen: Achten Sie auf alle Veränderungen im Verhalten Ihres Hundes. Unruhe, übermäßiges Lecken oder veränderte Schlafgewohnheiten können manchmal mit einer veränderten Ernährung in Verbindung gebracht werden.

Regelmäßige Tierarzt Kontrollen: Regelmäßige tierärztliche Untersuchungen sind während der Umstellungsphase von entscheidender Bedeutung. Ein Fachmann kann den Gesundheitszustand Ihres Hundes überwachen, notwendige Tests durchführen und bestätigen, ob die neue Ernährung für Ihren Hund gut funktioniert.

Denken Sie daran, dass Sie Ihren Hund am besten kennen. Wenn Sie Veränderungen bemerken, die Sie beunruhigen, zögern Sie nicht, einen Tierarzt aufzusuchen. Die Übergangsphase ist von entscheidender Bedeutung und prägt die Erfahrungen Ihres Hundes mit selbstgemachtem Futter.

Im nächsten Kapitel erfahren Sie, wie Sie sicherstellen können, dass Ihr selbstgekochtes Hundefutter ausgewogen und ernährungsphysiologisch angemessen ist, was für die allgemeine Gesundheit Ihres Hundes entscheidend ist.

C. Mögliche Herausforderungen und deren Bewältigung

Die Umstellung Ihres Hundes auf eine hausgemachte Ernährung kann zahlreiche Vorteile mit sich bringen, ist aber auch mit einigen Herausforderungen verbunden. Hier sind einige häufige Probleme, die auftreten können, und Möglichkeiten, sie zu überwinden:

Wählerische Esser: Manche Hunde zögern anfangs, selbst gekochtes Futter zu probieren, vor allem wenn sie an kommerzielles Futter gewöhnt sind. Dies zu überwinden erfordert Geduld. Führen Sie langsam neue Lebensmittel ein und bleiben Sie dabei. Sie können auch versuchen, das Futter leicht zu erwärmen, um sein Aroma freizusetzen und es so für Ihren Hund attraktiver zu machen.

Zeit und Bequemlichkeit: Die Zubereitung von selbstgemachtem Hundefutter kann im Vergleich zum Kauf von Fertigfutter zeitaufwändig sein. Daher sollten Sie die Mahlzeiten in großen Mengen zubereiten und für die spätere Verwendung einfrieren. Sie können auch in einen Slow Cooker investieren, mit dem Sie Mahlzeiten mit minimalem Zeitaufwand zubereiten können.

Kosten: Während einige selbst zubereitete Mahlzeiten billiger sind als kommerzielles Hundefutter, können andere je nach Zutaten teurer sein. Recherche und Planung können helfen, die Kosten niedrig zu halten. Denken Sie auch daran, dass eine Investition in die Ernährung Ihres Hundes jetzt möglicherweise spätere Tierarztrechnungen einsparen kann.

Gewährleistung einer ausgewogenen Ernährung: Eine der größten Herausforderungen bei der Herstellung von selbstgemachtem Hundefutter ist die Gewährleistung einer ausgewogenen Ernährung. In Zusammenarbeit mit einem Tierarzt oder einem Ernährungsberater für Haustiere können Sie sicherstellen, dass Ihre Rezepte alle Ernährungsbedürfnisse Ihres Hundes abdecken.

Lebensmittelsicherheit: Genau wie bei menschlicher Nahrung kann auch bei selbstgemachtem Hundefutter Verderb und Verunreinigung auftreten. Achten Sie bei der Zubereitung der Mahlzeiten auf die richtige Lagerung und gute Hygiene.

Gesundheitliche Belange: Wenn Ihr Hund an bestimmten gesundheitlichen Problemen leidet, muss eine selbst zubereitete Nahrung möglicherweise an seine Bedürfnisse angepasst werden. Wenden Sie sich immer an einen Tierarzt, wenn Ihr Hund gesundheitliche Probleme hat, bevor Sie mit einer hausgemachten Diät beginnen.

Denken Sie daran, dass der Schlüssel zur Bewältigung dieser Herausforderungen in der Planung und Geduld liegt und dass Sie bei Bedarf professionellen Rat einholen sollten. Die Zubereitung von Hundefutter zu Hause kann eine lohnende Erfahrung sein, die die Bindung zu Ihrem Haustier stärkt und gleichzeitig die Gesundheit fördert.

In den nächsten Kapiteln werden wir uns dem unterhaltsamen Teil widmen - den Rezepten! Wir stellen Ihnen einfache, nahrhafte und leckere Rezepte vor, mit denen Sie Ihre Reise zur selbstgemachten Hundenahrung beginnen können.

V. Kapitel 4: Planung einer ausgewogenen Mahlzeit für Ihren Hund

A. Portionsgröße und Kalorienbedarf

Portionsgröße und Kalorienzufuhr sind zwei entscheidende Aspekte bei der Fütterung Ihres Hundes. Die richtige Portionierung stellt sicher, dass Ihr Hund die richtige Menge an Nährstoffen erhält, ohne zu viel zu fressen, und die Kenntnis des Kalorienbedarfs Ihres Hundes hilft, ein gesundes Gewicht zu halten. Sehen wir uns an, wie Sie diesen bestimmen können:

Kalorienbedarf: Hunde haben wie Menschen einen unterschiedlichen Kalorienbedarf, der von ihrem Alter, ihrer Größe, ihrer Rasse, ihrem Aktivitätsniveau und ihrem Gesundheitszustand abhängt. Als allgemeine Regel gilt, dass ein durchschnittlich aktiver erwachsener Hund etwa 30 Kalorien pro Pfund Körpergewicht pro Tag benötigt. Welpen und jüngere Hunde benötigen in der Regel mehr, ebenso wie trächtige oder säugende Hunde. Ältere, weniger aktive Hunde benötigen möglicherweise weniger Kalorien. Wenden Sie sich an Ihren Tierarzt oder einen Ernährungsberater für Haustiere, um den genauen Kalorienbedarf Ihres Hundes zu ermitteln.

Portionsgröße: Sobald Sie wissen, wie viele Kalorien Ihr Hund benötigt, können Sie die richtige Portionsgröße bestimmen. In den Rezepten für selbstgemachtes Hundefutter sollte eine ungefähre Kalorienzahl pro Portion angegeben sein. Teilen Sie die täglichen Gesamtkalorien Ihres Hundes durch die Anzahl der Mahlzeiten, die Sie ihm täglich füttern, um herauszufinden, wie viel er pro Mahlzeit essen sollte.

Überwachen Sie das Gewicht: Wiegen Sie Ihren Hund regelmäßig, um sicherzustellen, dass er ein gesundes Gewicht hält. Wenn er zu- oder abnimmt, passen Sie die Portionsgrößen oder die Gesamtkalorienzufuhr entsprechend an.

Häufigkeit der Mahlzeiten: Die meisten Hunde kommen mit zwei Mahlzeiten pro Tag aus, aber Welpen benötigen in der Regel drei bis vier Mahlzeiten. Dies kann je nach den spezifischen Bedürfnissen Ihres Hundes variieren.

Denken Sie daran, dass jeder Hund anders ist und sein individueller Kalorienbedarf variieren kann. Regelmäßige tierärztliche Untersuchungen können sicherstellen, dass das Gewicht und der allgemeine Gesundheitszustand Ihres Hundes in Ordnung sind.

Im nächsten Abschnitt erfahren Sie, wie Sie die wichtigsten Nährstoffkomponenten in der Ernährung Ihres Hundes, einschließlich Proteine, Kohlenhydrate und Fette, ausgewogen zusammenstellen. Wir geben Ihnen Hinweise darauf, welcher Anteil der Mahlzeit Ihres Hundes auf die einzelnen Komponenten entfallen sollte.

B. Gleichgewicht von Eiweiß, Kohlenhydraten und Fetten

Ein ausgewogenes Hundefutter sollte die richtige Mischung aus Proteinen, Kohlenhydraten und Fetten enthalten. Jeder dieser Nährstoffe spielt eine wichtige Rolle für die Gesundheit Ihres Hundes, aber sie müssen in den richtigen Verhältnissen zugeführt werden. Schauen wir uns die einzelnen Komponenten genauer an:

Eiweiß: Eiweiß ist für den Aufbau und die Reparatur von Geweben unerlässlich und liefert die Bausteine für Enzyme, Hormone und Antikörper. Hunde, insbesondere Welpen und aktive Hunde, benötigen eine Ernährung, die reich an hochwertigen Proteinen ist. Ungefähr 25-30 % der Mahlzeit Ihres Hundes sollten aus Proteinen bestehen. Gute Quellen sind mageres Fleisch, Fisch, Eier und Milchprodukte.

Kohlenhydrate: Kohlenhydrate liefern Energie und sind wichtig für die Darmgesundheit. Sie sollten etwa 30-40 % der Mahlzeit Ihres Hundes ausmachen. Wählen Sie eher komplexe Kohlenhydrate wie Süßkartoffeln, braunen Reis, Hafer oder Quinoa als einfache Kohlenhydrate.

Fette: Fette sind die konzentrierteste Energiequelle für Hunde. Sie sind wichtig für die Aufnahme von Vitaminen und den Schutz der Nerven und tragen zur Gesundheit von Haut und Fell bei. Fette sollten etwa 25-30 % der Mahlzeit Ihres Hundes ausmachen. Hochwertige Quellen sind Fischöl, Leinsamen, Chiasamen und Fleischfette.

Obst und Gemüse: Neben Proteinen, Kohlenhydraten und Fetten sollte die Ernährung Ihres Hundes auch Obst und Gemüse enthalten, die Ballaststoffe, Vitamine und Mineralstoffe liefern. Diese sollten die restlichen 10-20 % der Mahlzeit Ihres Hundes ausmachen.

Denken Sie daran, dass es sich bei diesen Prozentsätzen um allgemeine Richtlinien handelt, die je nach den spezifischen Bedürfnissen Ihres Hundes angepasst werden müssen. Eine Beratung durch einen Tierarzt oder einen Ernährungsberater für Haustiere kann eine auf das Alter, die Rasse, das Gewicht, das Aktivitätsniveau und den Gesundheitszustand Ihres Hundes zugeschnittene Orientierungshilfe bieten.
Im nächsten Abschnitt gehen wir darauf ein, wie wichtig es ist, das selbst zubereitete Futter Ihres Hundes mit Nahrungsergänzungsmitteln zu ergänzen, um sicherzustellen, dass er alle benötigten Nährstoffe erhält.

C. Die Bedeutung von Vitaminen und Mineralien

Während Proteine, Kohlenhydrate und Fette die Hauptbestandteile der Nahrung Ihres Hundes sind, spielen Vitamine und Mineralstoffe eine entscheidende Rolle bei der Erhaltung seiner allgemeinen Gesundheit. Sie sind an zahlreichen biologischen Prozessen beteiligt, darunter Knochenbildung, Hormonproduktion, Nervenfunktion und Verdauung. Gehen wir näher auf ihre Bedeutung ein:

Vitamine: Vitamine sind für verschiedene Stoffwechselreaktionen unerlässlich. So ist beispielsweise Vitamin A entscheidend für die Sehkraft, die Haut und die Gesundheit des Immunsystems. B-Vitamine unterstützen den Energiestoffwechsel und die Funktion der Nerven. Vitamin D ist notwendig für die Knochengesundheit, während Vitamin E als Antioxidans wirkt. Viele dieser Vitamine sind in den Nahrungsmitteln enthalten, die Sie Ihrem Hund geben, aber einige müssen möglicherweise ergänzt werden, insbesondere wenn Ihr Hund bestimmte gesundheitliche Probleme hat.

Mineralstoffe: Mineralstoffe wie Kalzium, Phosphor, Kalium und Magnesium sind für den Knochenaufbau, die Nervenübertragung, den Flüssigkeitshaushalt und verschiedene andere Funktionen unerlässlich. Auch hier kommen viele dieser Mineralien aus dem Futter, das Ihr Hund frisst, aber andere müssen möglicherweise separat zugeführt werden. So benötigen Hunde, die eine hausgemachte Nahrung zu sich nehmen, häufig ein ausgewogenes Kalziumpräparat, um sicherzustellen, dass sie die richtige Menge zu sich nehmen.

Nahrungsergänzung mit Bedacht: Es ist wichtig, dass Ihr Hund alle Vitamine und Mineralien erhält, die er braucht, aber es ist auch wichtig, ihm nicht zu viel zu geben, da zu viele Vitamine und Mineralien gefährlich sein können. Lassen

Sie sich immer von Ihrem Tierarzt oder einem Ernährungsberater für Haustiere beraten, bevor Sie mit einer Nahrungsergänzung beginnen.

Auf die Qualität kommt es an: Entscheiden Sie sich bei der Auswahl von Nahrungsergänzungsmitteln für hochwertige Produkte von renommierten Herstellern. Achten Sie auf Produkte, die auf Reinheit und Wirksamkeit getestet wurden und die frei von unnötigen Füllstoffen und Zusätzen sind.

Besondere Bedürfnisse: Hunde mit bestimmten Gesundheitszuständen benötigen möglicherweise zusätzliche Vitamine und Mineralien. Ältere Hunde zum Beispiel profitieren oft von Nahrungsergänzungsmitteln, die die Gesundheit der Gelenke unterstützen, wie Glucosamin und Chondroitin. Ihr Tierarzt kann Sie je nach den individuellen Bedürfnissen Ihres Hundes beraten.

Denken Sie daran, dass die Ernährungsbedürfnisse eines jeden Hundes einzigartig sind und sich je nach Alter und Gesundheitszustand ändern können. Regelmäßige Kontrolluntersuchungen bei Ihrem Tierarzt helfen Ihnen, die Ernährungsbedürfnisse Ihres Hundes im Auge zu behalten und notwendige Anpassungen der Ernährung vorzunehmen.

Im nächsten Kapitel werden wir eine Reihe von leckeren und nahrhaften Rezepten für selbstgemachtes Hundefutter vorstellen, die Ihr pelziger Freund sicher lieben wird!

VI. Kapitel 5: Schnelle und einfache Rezepte für eine stressige Woche

A. Frühstücksrezepte

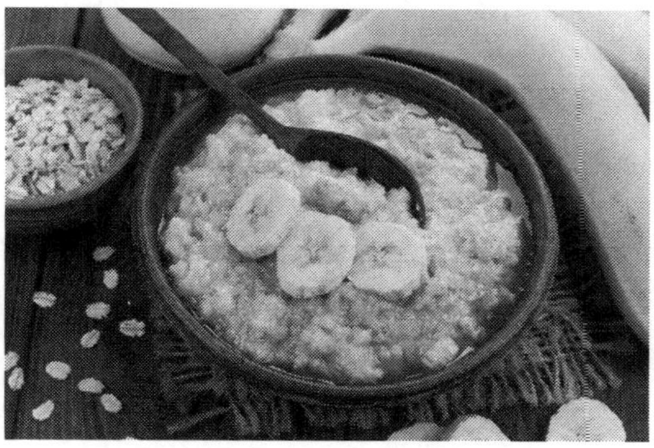

Haferflocken mit Erdnussbutter und Banane

Zubereitungszeit: 10 Minuten | Kochzeit: 15 Minuten | Portionsgröße: 4 Portionen

Zutaten:

- 2 reife Bananen, püriert
- 1 Tasse Haferflocken
- 1 Tasse Wasser
- 2 Esslöffel natürliche, ungesalzene Erdnussbutter
- Eine Prise Zimt (optional)

Anweisungen:

In einem mittelgroßen Topf das Wasser zum Kochen bringen.

Die Hitze auf mittlere Stufe reduzieren und die Haferflocken einrühren.

Die Haferflocken unter gelegentlichem Rühren etwa 10 Minuten lang kochen, bis sie weich sind und das Wasser aufgesogen wurde.

Vom Herd nehmen und etwas abkühlen lassen, bevor die zerdrückten Bananen und die Erdnussbutter hinzugefügt werden. Umrühren, bis alles gut vermischt ist. Wenn Sie Zimt verwenden möchten, fügen Sie ihn jetzt hinzu.

Lassen Sie die Mischung abkühlen, bevor Sie sie Ihrem Hund servieren.

Lagerung:
Dieses Gericht kann in einem luftdichten Behälter im Kühlschrank bis zu 5 Tage aufbewahrt werden. Sie können es kalt oder leicht erwärmt servieren.

Nährwertangaben: Kalorien: 185 | Eiweiß: 7g | Kohlenhydrate: 25g | Fett: 7g | Ballaststoffe: 4g

Heidelbeere und Spinat Smoothie

Zubereitungszeit: 5 Minuten | Zubereitungszeit: 0 Minuten | Portionsgröße: 2 Portionen

Zutaten:

- 1 Tasse Spinat
- 1/2 Tasse Heidelbeeren
- 1 reife Banane
- 1/2 Tasse normaler griechischer Joghurt
- 1/4 Tasse Wasser

Anweisungen:

Alle Zutaten (Spinat, Blaubeeren, Banane, griechischer Joghurt und Wasser) in einen Mixer geben.

Mixen Sie, bis alles glatt ist.

In einer hundefreundlichen Schüssel servieren und darauf achten, dass es kühl genug ist, damit Ihr Hund es verzehren kann.

Lagerung:

Der übrig gebliebene Smoothie kann in einem luftdicht verschlossenen Behälter bis zu 24 Stunden im Kühlschrank aufbewahrt werden.

Nährwertangaben: Kalorien: 80 | Eiweiß: 5g | Kohlenhydrate: 13g | Fett: 1g | Ballaststoffe: 2

Apfel-Putenwurst

Zubereitungszeit: 5 Minuten | Kochzeit: 15 Minuten | Portionsgröße: 1 Portion

Zutaten:

- 1 Truthahnwurst
- 1/2 Apfel, gewürfelt

Instructions:

Die Putenwurst in einer Pfanne bei mittlerer Hitze kochen, bis sie vollständig gar ist. Dies dauert in der Regel etwa 10-15 Minuten.

Nehmen Sie die Wurst aus der Pfanne und lassen Sie sie abkühlen.

Sobald sie abgekühlt ist, die Wurst in kleine, mundgerechte Stücke schneiden.

Mischen Sie die Wurstwürfel mit den Apfelwürfeln.

In einer hundefreundlichen Schale servieren, sobald sie auf eine sichere Temperatur abgekühlt ist.

Lagerung:

Dieses Gericht kann in einem luftdichten Behälter im Kühlschrank bis zu 2 Tage aufbewahrt werden.

Nährwertangaben: Kalorien: 140 | Eiweiß: 10g | Kohlenhydrate: 6g | Fett: 8g | Ballaststoffe: 1g

Sardinen-Rührei

Zubereitungszeit: 5 Minuten | Kochzeit: 10 Minuten | Portionsgröße: 1 Portion

Zutaten:

1 Dose Sardinen in Wasser, abgetropft

1 Ei

Instructions:

Eine antihaftbeschichtete Pfanne auf mittlerer Stufe erhitzen.

Das Ei in die Pfanne schlagen und mit einem Spatel verrühren.

Sobald das Ei zu stocken beginnt, die abgetropften Sardinen in die Pfanne geben.

Weiter kochen, bis das Ei gar ist und die Sardinen durchgewärmt sind.

Lassen Sie das Gericht auf eine sichere Temperatur abkühlen, bevor Sie es in einem hundefreundlichen Teller servieren.

Lagerung:

Dieses Gericht kann in einem luftdichten Behälter im Kühlschrank bis zu 1 Tag aufbewahrt werden.

Nährwertangaben: Kalorien: 200 | Eiweiß: 25g | Kohlenhydrate: 1g | Fett: 10g | Ballaststoffe: 0g

Kürbis und Quinoa-Brei

Zubereitungszeit: 5 Minuten | Kochzeit: 15 Minuten | Portionsgröße: 2 Portionen

Zutaten:

- 1/2 Tasse Quinoa
- 1 Tasse Wasser
- 1/4 Tasse Kürbispüree

Anweisungen:

Die Quinoa unter kaltem Wasser abspülen, bis das Wasser klar abläuft.

In einem Topf die gespülte Quinoa mit dem Wasser vermischen.

Bringen Sie die Mischung bei mittlerer Hitze zum Kochen.

Nach dem Aufkochen die Hitze auf niedrige Stufe reduzieren und den Topf abdecken. 10-15 Minuten köcheln lassen, bis die Quinoa fluffig ist und das gesamte Wasser aufgesogen wurde.

Den Topf vom Herd nehmen und die Quinoa abkühlen lassen.

Nach dem Abkühlen das Kürbispüree einrühren, bis es gut vermischt ist.

Servieren Sie den Brei in einem hundefreundlichen Teller bei einer sicheren Temperatur.

Lagerung:

Dieses Gericht kann in einem luftdichten Behälter im Kühlschrank bis zu 3 Tage aufbewahrt werden.

Nährwertangaben: Kalorien: 110 | Eiweiß: 4g | Kohlenhydrate: 20g | Fett: 2g | Ballaststoffe: 3g

Reis-Gemüse-Mix

Zubereitungszeit: 5 Minuten | Kochzeit: 20 Minuten | Portionsgröße: 2 Portionen

Zutaten:

- 1/2 Tasse gekochter brauner Reis
- 1/4 Tasse gekochte Erbsen
- 1/4 Tasse gekochte Karotten (gewürfelt)

Anweisungen:

Kochen Sie den braunen Reis nach den Anweisungen auf der Packung. Normalerweise wird der Reis im Verhältnis 2:1 mit Wasser vermischt und zum Kochen gebracht. Dann wird die Hitze auf niedrige Stufe reduziert und der Reis zugedeckt gekocht, bis das Wasser aufgesogen und der Reis weich ist.

In der Zwischenzeit die Erbsen und Karotten dämpfen oder kochen, bis sie weich sind.

Sobald alle Komponenten gekocht und abgekühlt sind, den Reis, die Erbsen und die Karotten in einer Schüssel vermengen und gut durchmischen.

Servieren Sie die Mischung in einer hundefreundlichen Schüssel bei einer sicheren Temperatur.

Lagerung:

Dieses Gericht kann in einem luftdichten Behälter im Kühlschrank bis zu 3 Tage aufbewahrt werden. Vor dem Servieren wieder leicht erwärmen.

Nährwertangaben: Kalorien: 150 | Eiweiß: 4g | Kohlenhydrate: 32g | Fett: 1g | Ballaststoffe: 3g

Hüttenkäse und Obst

Zubereitungszeit: 10 Minuten | Keine Kochzeit | Portionsgröße: 1-2 Portionen

Zutaten:

- 1/2 Tasse Hüttenkäse
- 1/4 Tasse gewürfelte Erdbeeren
- 1/4 Tasse gewürfelte Heidelbeeren

Anweisungen:

Die Erdbeeren und Heidelbeeren waschen und in Würfel schneiden. Stiele und Blätter unbedingt entfernen.

In einer Schüssel den Hüttenkäse mit den gewürfelten Früchten vermengen.

Verrühren Sie das Obst, bis es gleichmäßig im Hüttenkäse verteilt ist.

In einer hundefreundlichen Schüssel bei einer sicheren Temperatur servieren.

Lagerung:

Dieses Gericht kann in einem luftdichten Behälter im Kühlschrank bis zu 2 Tage aufbewahrt werden.

Nährwertangaben: Kalorien: 120 | Eiweiß: 14g | Kohlenhydrate: 10g | Fett: 2g | Ballaststoffe: 2g

Hühnerfleisch und Süßkartoffelpüree

Zubereitungszeit: 15 Minuten | Kochzeit: 20 Minuten | Portionsgröße: 1-2 Portionen

Zutaten:

- 1/2 Tasse zerkleinertes Hühnerfleisch (gekocht)
- 1/2 Tasse gewürfelte Süßkartoffeln
- 1/4 Tasse gewürfelte grüne Paprika

Anweisungen:

Die Süßkartoffeln und die grüne Paprika in kleine, mundgerechte Stücke schneiden.

In einer beschichteten Pfanne bei mittlerer Hitze die Süßkartoffeln und die grüne Paprika kochen, bis sie weich sind, was etwa 10-15 Minuten dauern sollte.

Das zerkleinerte Hühnerfleisch in die Pfanne geben und noch einige Minuten weitergaren, bis das Hühnerfleisch durchgebraten ist.

Lassen Sie das Gericht abkühlen, bevor Sie es Ihrem Hund servieren.

Lagerung:

Reste können Sie in einem luftdichten Behälter im Kühlschrank bis zu 3 Tage aufbewahren.

Anmerkung:

Sprechen Sie immer mit Ihrem Tierarzt, bevor Sie neue Nahrungsmittel in den Speiseplan Ihres Hundes aufnehmen.

Nährwertangaben: Kalorien: 250 | Eiweiß: 20g | Kohlenhydrate: 18g | Fett: 10g | Ballaststoffe: 3g

Fisch und brauner Reis

Zubereitungszeit: 10 Minuten | Kochzeit: 15 Minuten | Portionsgröße: 1-2 Portionen

Zutaten:

- 1 kleines Fischfilet (wie Lachs oder Weißfisch)
- 1/2 Tasse gekochter brauner Reis

Anweisungen:

Spülen Sie das Fischfilet unter kaltem Wasser ab und tupfen Sie es trocken.

Den Fisch in einer antihaftbeschichteten Pfanne bei mittlerer Hitze garen, bis er mit einer Gabel leicht zerfällt. Dies sollte je nach Dicke des Filets etwa 5-10 Minuten dauern.

Lassen Sie den Fisch abkühlen, bevor Sie ihn mit einer Gabel in mundgerechte Stücke zerteilen.

Die Fischflocken und den gekochten braunen Reis in einer Schüssel vermengen. Gut mischen, um den Fisch gleichmäßig im Reis zu verteilen.

Lassen Sie das Gericht abkühlen, bevor Sie es Ihrem Hund servieren.

Lagerung:

Reste können Sie in einem luftdichten Behälter im Kühlschrank bis zu 3 Tage aufbewahren.

Nährwertangaben: Kalorien: 220 | Eiweiß: 18g | Kohlenhydrate: 26g | Fett: 6g | Ballaststoffe: 2g

Joghurt und gemischte Beeren

Zubereitungszeit: 5 Minuten | Nicht kochen | Portionsgröße: 1-2 Portionen

Zutaten:

- 1/2 Tasse normaler griechischer Joghurt
- 1/4 Tasse gemischte Beeren (wie Blaubeeren und Erdbeeren)

Anweisungen:

Die Beeren unter kaltem Wasser abspülen und trocken tupfen.

In einer Schüssel den griechischen Joghurt und die gemischten Beeren vermengen.

Gut mischen, bis die Beeren gleichmäßig im Joghurt verteilt sind.

Sofort im Napf des Hundes servieren.

Lagerung:

Es wird empfohlen, dieses Gericht sofort nach der Zubereitung zu servieren. Sollten Reste übrig bleiben, können Sie es in einem luftdichten Behälter bis zu 24 Stunden im Kühlschrank aufbewahren.

Nährwertangaben: Kalorien: 110 | Eiweiß: 10g | Kohlenhydrate: 8g | Fett: 3g | Ballaststoffe: 1g

B. Abendessen-Rezepte

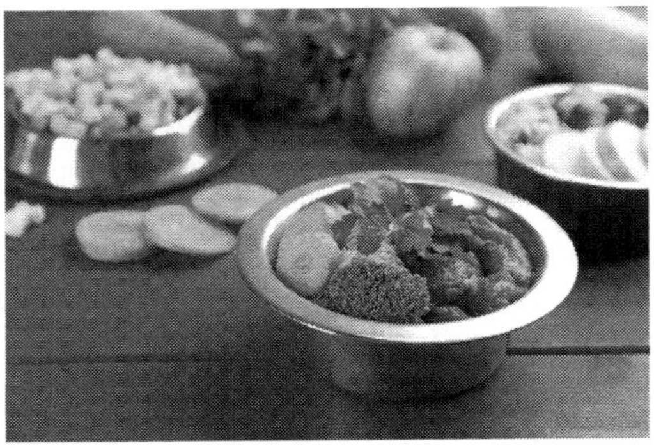

Schale mit Lamm und Gerste

Zubereitungszeit: 10 Minuten | Kochzeit: 15 Minuten | Portionsgröße: 2-3 Portionen

Zutaten:

- 1/2 Pfund gemahlenes Lammfleisch
- 1/2 Tasse gekochte Gerste
- 1/4 Tasse gewürfelte Zucchini
- 1/4 Tasse gewürfelte Möhren

Anweisungen:

Eine Pfanne auf mittlerer Flamme erhitzen und das Lammhackfleisch hineingeben. Braten, bis es nicht mehr rosa ist.

Während das Lammfleisch gart, Zucchini und Karotten waschen und in Würfel schneiden.

Sobald das Lammfleisch gar ist, die gekochte Gerste, die gewürfelte Zucchini und die gewürfelten Karotten in die Pfanne geben.

Gut umrühren, um alle Zutaten zu vermischen.

Nehmen Sie die Pfanne vom Herd und lassen Sie die Mischung abkühlen, bevor Sie sie Ihrem Hund servieren.

Lagerung:

Dieses Gericht kann in einem luftdichten Behälter im Kühlschrank bis zu 3 Tage aufbewahrt werden. Stellen Sie sicher, dass Sie das aufbewahrte Futter erwärmen, bevor Sie es Ihrem Hund servieren.

Nährwertangaben: Kalorien: 420 | Eiweiß: 22g | Kohlenhydrate: 28g | Fett: 24g | Ballaststoffe: 4g

Hühnereintopf mit Gemüse

Zubereitungszeit: 10 Minuten | Kochzeit: 30 Minuten | Portionsgröße: 2-3 Portionen

Zutaten:

- 1/2 Pfund gewürfelte Hühnerbrust
- 1/2 Tasse Erbsen
- 1/2 Tasse gewürfelte Möhren
- 1 Tasse Hühnerbrühe

Anweisungen:

In einem großen Topf die gewürfelte Hühnerbrust bei mittlerer Hitze kochen, bis sie gar ist.

Die Erbsen, Karotten und die Hühnerbrühe in den Topf geben.

Die Hitze auf niedrige Stufe reduzieren, den Topf abdecken und 15-20 Minuten köcheln lassen, bis das Gemüse weich ist.

Sobald es gar ist, vom Herd nehmen und abkühlen lassen, bevor Sie es Ihrem Hund servieren.

Lagerung:

Sie können den Eintopf in einem luftdichten Behälter im Kühlschrank bis zu 3 Tage aufbewahren. Wärmen Sie ihn vor dem Servieren auf.

Nährwertangaben: Kalorien: 300 | Eiweiß: 32g | Kohlenhydrate: 15g | Fett: 10g | Ballaststoffe: 4g

Putenfleisch-Reis-Mischung

Zubereitungszeit: 10 Minuten | Kochzeit: 20 Minuten | Portionsgröße: 2-3 Portionen

Zutaten:

- 1/2 Pfund gemahlener Truthahn
- 1/2 Tasse gekochter brauner Reis
- 1/4 Tasse gewürfelte grüne Bohnen
- 1/4 Tasse gewürfelter Kürbis

Anweisungen:

In einer großen Pfanne das Putenhackfleisch bei mittlerer Hitze braten, bis es gar ist und keine rosa Stellen mehr aufweist.

In einer großen Schüssel den gekochten Truthahn, den gekochten Reis, die gewürfelten grünen Bohnen und den gewürfelten Kürbis mischen, bis alles gut vermischt ist.

Lassen Sie die Mischung abkühlen, bevor Sie sie Ihrem Hund servieren.

Lagerung:

Sie können diese Mischung in einem luftdichten Behälter im Kühlschrank bis zu 3 Tage aufbewahren. Wärmen Sie sie vor dem Servieren auf.

Nährwertangaben: Kalorien: 280 | Eiweiß: 28g | Kohlenhydrate: 25g | Fett: 6g | Ballaststoffe: 2g

Fisch und Süßkartoffel

Zubereitungszeit: 15 Minuten | Kochzeit: 20 Minuten | Portionsgröße: 2-3 Portionen

Zutaten:

- 1 Filet von weißem Fisch
- 1/2 Tasse gewürfelte Süßkartoffeln
- 1/4 Tasse gewürfelter Spinat

Anweisungen:

Eine Pfanne bei mittlerer Hitze erhitzen und den Fisch kochen, bis er sich mit einer Gabel leicht lösen lässt. Zum Abkühlen beiseite stellen.

In einem anderen Topf Wasser zum Kochen bringen und die Süßkartoffeln hinzufügen. Kochen, bis sie weich sind und sich mit einer Gabel leicht einstechen lassen. Abgießen und abkühlen lassen.

In einer großen Schüssel den gekochten Fisch, die Süßkartoffeln und den gewürfelten Spinat vermischen.

Lagerung:

Sie können diese Mischung in einem luftdichten Behälter im Kühlschrank bis zu 3 Tage aufbewahren. Wärmen Sie sie vor dem Servieren auf.

Nährwertangaben: Kalorien: 210 | Eiweiß: 25g | Kohlenhydrate: 20g | Fett: 3g | Ballaststoffe: 3g

Abendessen mit Rindfleisch und Quinoa

Zubereitungszeit: 15 Minuten | Kochzeit: 20 Minuten | Portionsgröße: 2-3 Portionen

Zutaten:

- 1/2 Pfund mageres Rinderhackfleisch
- 1/2 Tasse Quinoa (gekocht)
- 1/4 Tasse gewürfelter Brokkoli
- 1/4 Tasse gewürfelte Möhren

Anweisungen:

Das Rinderhackfleisch in einer Pfanne bei mittlerer Hitze anbraten, bis es nicht mehr rosa ist. Achten Sie darauf, es in kleine, mundgerechte Stücke zu zerteilen.

In einem separaten Topf die Quinoa nach Packungsanweisung kochen. Lassen Sie ihn abkühlen.

In einer großen Schüssel das gekochte Rinderhackfleisch mit dem gekochten Quinoa, dem gewürfelten Brokkoli und den gewürfelten Karotten vermischen. Gut umrühren, bis alles gut vermischt ist.

Lagerung:

Diese Mahlzeit kann in einem luftdichten Behälter im Kühlschrank bis zu 3 Tage aufbewahrt werden. Vor dem Servieren für Ihren Hund aufwärmen.

Nährwertangaben: Kalorien: 320 | Eiweiß: 30g | Kohlenhydrate: 25g | Fett: 10g | Ballaststoffe: 4g

Leber und brauner Reis

Zubereitungszeit: 15 Minuten | Kochzeit: 20 Minuten | Portionsgröße: 2-3 Portionen

Zutaten:

- 1/2 Pfund Hühnerleber
- 1/2 Tasse brauner Reis (gekocht)
- 1/4 Tasse Erbsen
- 1/4 Tasse gewürfelte Möhren

Anweisungen:

Die Hühnerleber unter kaltem Wasser abspülen und trocken tupfen.

Die Hühnerleber in einer Pfanne bei mittlerer Hitze garen, bis sie nicht mehr rosa ist. Zum leichteren Verzehr in kleine, mundgerechte Stücke schneiden.

In einem separaten Topf den braunen Reis nach Packungsanweisung kochen.

Sobald alles gekocht und abgekühlt ist, die Hühnerleber, den braunen Reis, die Erbsen und die Karotten in eine große Schüssel geben und gut vermischen.

Lagerung:

Diese Mahlzeit kann in einem luftdichten Behälter im Kühlschrank bis zu 3 Tage aufbewahrt werden. Vor dem Servieren für Ihren Hund aufwärmen.

Nährwertangaben: Kalorien: 350 | Eiweiß: 28g | Kohlenhydrate: 30g | Fett: 12g | Ballaststoffe: 3g

Abendessen mit Wildfleisch und Süßkartoffeln

Zubereitungszeit: 15 Minuten | Kochzeit: 20 Minuten | Portionsgröße: 2-3 Portionen

Zutaten:

- 1/2 Pfund gemahlenes Wildbret
- 1/2 Tasse Süßkartoffel (gekocht)
- 1/4 Tasse gewürfelte grüne Bohnen

Anweisungen:

Das Wildbret zunächst unter kaltem Wasser abspülen und dann trocken tupfen.

Das gemahlene Rehfleisch in einer Pfanne bei mittlerer Hitze kochen, bis es nicht mehr rosa ist.

In einem anderen Topf die Süßkartoffel kochen, bis sie weich ist. Abkühlen lassen und dann pürieren.

Sobald alle Zutaten gekocht und abgekühlt sind, mischen Sie das Wildfleisch, die Süßkartoffel und die grünen Bohnen in einer Schüssel zusammen.

Lagerung:

Sie können diese Mahlzeit in einem luftdichten Behälter im Kühlschrank bis zu 3 Tage aufbewahren. Stellen Sie sicher, dass Sie es vor dem Servieren für Ihren Hund aufwärmen.

Nährwertangaben: Kalorien: 320 | Eiweiß: 30g | Kohlenhydrate: 18g | Fett: 12g | Ballaststoffe: 3g

Lachs und Erbsen Abendessen

Zubereitungszeit: 10 Minuten | Kochzeit: 20 Minuten | Portionsgröße: 2 Portionen

Zutaten:

- 1 Lachsfilet
- 1/2 Tasse Erbsen
- 1/2 Tasse Karotten (gewürfelt)

Anweisungen:

Zunächst das Lachsfilet unter kaltem Wasser abspülen und trocken tupfen.

Das Lachsfilet in einer beschichteten Pfanne bei mittlerer Hitze garen, bis es mit einer Gabel leicht zerfällt. Lassen Sie es abkühlen und hacken Sie den Lachs dann in kleine Stücke.

In einem separaten Topf die Erbsen und Karotten dämpfen, bis sie weich sind.

Sobald alle Zutaten gekocht und abgekühlt sind, den Lachs, die Erbsen und die Karotten in einer Schüssel vermengen.

Lagerung:

Sie können diese Mahlzeit in einem luftdichten Behälter im Kühlschrank bis zu 3 Tage aufbewahren. Stellen Sie sicher, dass Sie es vor dem Servieren für Ihren Hund aufwärmen.

Nährwertangaben: Kalorien: 300 | Eiweiß: 35g | Kohlenhydrate: 15g | Fett: 10g | Ballaststoffe: 4g

<u>**Putenfleisch und Gemüsemischung**</u>

Zubereitungszeit: 10 Minuten | Kochzeit: 20 Minuten | Portionsgröße: 2 Portionen

Zutaten:

- 1/2 Pfund gemahlener Truthahn
- 1/4 Tasse gewürfelte Zucchini
- 1/4 Tasse gewürfelter Kürbis
- 1/4 Tasse gewürfelte Möhren

Anweisungen:

Das Putenhackfleisch in einer Pfanne bei mittlerer Hitze braten, bis es nicht mehr rosa ist.

Die Zucchini-, Kürbis- und Karottenwürfel in die Pfanne geben und gut umrühren.

Kochen, bis das Gemüse weich ist. Vergewissern Sie sich, dass alle Zutaten gut vermischt sind.

Lagerung:

Sie können diese Mahlzeit in einem luftdichten Behälter im Kühlschrank bis zu 3 Tage aufbewahren. Stellen Sie sicher, dass Sie es vor dem Servieren für Ihr Haustier wieder aufwärmen.

Nährwertangaben: Kalorien: 280 | Eiweiß: 30g | Kohlenhydrate: 10g | Fett: 12g | Ballaststoffe: 3g

Abendessen mit Schweinefleisch und Äpfeln

Zubereitungszeit: 10 Minuten | Kochzeit: 20 Minuten | Portionsgröße: 2 Portionen

Zutaten:

- 1/2 Pfund gemahlenes Schweinefleisch
- 1 Apfel, gewürfelt
- 1/4 Tasse gewürfelte Möhren
- 1/4 Tasse Erbsen

Anweisungen:

Das Hackfleisch in einer Pfanne bei mittlerer Hitze anbraten, bis es nicht mehr rosa ist.

Die Apfel-, Karotten- und Erbsenwürfel in die Pfanne geben und gut umrühren.

Kochen, bis das Gemüse zart ist und die Apfelstücke weich sind. Darauf achten, dass alle Zutaten gut vermischt sind.

Lagerung:

Sie können diese Mahlzeit in einem luftdichten Behälter im Kühlschrank bis zu 3 Tage aufbewahren. Stellen Sie sicher, dass Sie es vor dem Servieren für Ihr Haustier wieder aufwärmen.

Nährwertangaben: Kalorien: 320 | Eiweiß: 25g | Kohlenhydrate: 20g | Fett: 15g | Ballaststoffe: 4g

Hähnchen-Gemüse-Auflauf

Zubereitungszeit: 10 Minuten | Kochzeit: 25 Minuten | Portionsgröße: 2 Portionen

Zutaten:

- 1/2 Pfund gewürfelte Hühnerbrust
- 1/2 Tasse gewürfelte Kartoffeln
- 1/4 Tasse gewürfelte Möhren
- 1/4 Tasse Erbsen

Anweisungen:

Die gewürfelte Hähnchenbrust in einer Pfanne bei mittlerer Hitze kochen, bis sie gar ist.

In einem separaten Topf die gewürfelten Kartoffeln kochen, bis sie weich sind.

Sobald die Kartoffeln gar sind, das Hähnchen, die Kartoffeln, die gewürfelten Karotten und die Erbsen in eine Schüssel geben und gut vermischen.

Lagerung:

Sie können diese Mahlzeit in einem luftdichten Behälter im Kühlschrank bis zu 3 Tage aufbewahren. Stellen Sie sicher, dass Sie es vor dem Servieren für Ihr Haustier wieder aufwärmen.

Nährwertangaben: Kalorien: 300 | Eiweiß: 30g | Kohlenhydrate: 25g | Fett: 5g | Ballaststoffe: 4g

Schüssel mit Kaninchen und Gerste

Zubereitungszeit: 10 Minuten | Kochzeit: 20 Minuten | Portionsgröße: 2 Portionen

Zutaten:

- 1/2 Pfund gemahlenes Kaninchen
- 1/2 Tasse gekochte Gerste
- 1/4 Tasse gewürfelte Zucchini
- 1/4 Tasse gewürfelte Möhren

Anweisungen:

Das gemahlene Kaninchen in einer Pfanne bei mittlerer Hitze kochen, bis es vollständig gar ist.

In einer Schüssel das gekochte Kaninchen mit der gekochten Gerste, den gewürfelten Zucchini und den gewürfelten Karotten mischen, bis alles gut vermischt ist.

Lagerung:

Sie können diese Mahlzeit in einem luftdichten Behälter im Kühlschrank bis zu 3 Tage aufbewahren. Stellen Sie sicher, dass Sie es vor dem Servieren für Ihr Haustier wieder aufwärmen.

Nährwertangaben: Kalorien: 280 | Eiweiß: 25g | Kohlenhydrate: 35g | Fett: 5g | Ballaststoffe: 6g

C. Snacks und Leckereien

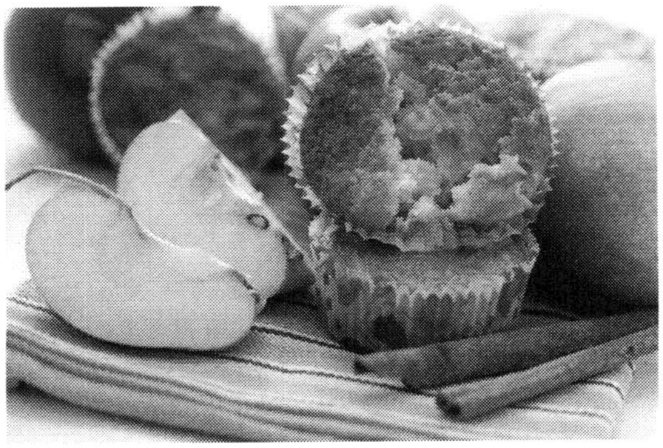

Karotten-Apfel-Küchlein

Zubereitungszeit: 10 Minuten | Kochzeit: 15-20 Minuten | Portionsgröße: Für etwa 12 Pupcakes

Zutaten:

- 1 Apfel (entkernt und gerieben)
- 1 Karotte (geraspelt)
- 1 Tasse Weizenvollkornmehl
- 1/4 Tasse Haferflocken
- 1/4 Tasse Apfelmus
- 1 Ei

Anweisungen:

Heizen Sie den Ofen auf 175°C (350°F) vor.

In einer großen Schüssel den geriebenen Apfel, die geriebene Karotte, das Vollkornmehl, die Haferflocken, das Apfelmus und das Ei vermengen, bis alles gut vermischt ist.

Die Mischung in eine Mini-Muffinform geben und jede Form etwa zu 2/3 füllen.

Im vorgeheizten Backofen 15-20 Minuten backen, oder bis ein Zahnstocher in der Mitte sauber herauskommt.

Die Pupcakes 10 Minuten lang in der Muffinform abkühlen lassen und dann auf einem Gitterrost vollständig abkühlen lassen, bevor sie serviert werden.

Lagerung:

Sie können diese Pupcakes in einem luftdichten Behälter im Kühlschrank bis zu einer Woche oder im Gefrierschrank bis zu drei Monate aufbewahren. Wenn Sie sie einfrieren, tauen Sie sie vor dem Servieren im Kühlschrank auf.

Nährwertangaben: Kalorien: 80 | Eiweiß: 3g | Kohlenhydrate: 15g | Fett: 1g | Ballaststoffe: 2g

Hundekekse mit Erdnussbutter und Honig

Zubereitungszeit: 15 Minuten | Backzeit: 30 Minuten | Portionsgröße: Für etwa 24 Kekse

Zutaten:

- 2 Tassen Weizenvollkornmehl
- 1/2 Tasse Haferflocken
- 1/4 Tasse Trockenmilch
- 1/4 Tasse Maismehl
- 1/2 Tasse Erdnussbutter
- 1/2 Tasse Wasser
- 1/2 Tasse Honig
- 1 Ei

Anweisungen:

Heizen Sie den Backofen auf 175°C (350°F) vor.

In einer großen Schüssel das Weizenvollkornmehl, die Haferflocken, die Trockenmilch und das Maismehl vermischen.

Die Erdnussbutter, das Wasser, den Honig und das Ei zu den trockenen Zutaten geben. Umrühren, bis alles gut vermischt ist.

Kneten Sie die Mischung, bis sie einen Teig bildet.

Rollen Sie den Teig auf einer bemehlten Fläche aus, bis er etwa 1/4 Zoll dick ist.
Mit einer Ausstechform den Teig ausstechen und die Kekse auf ein Backblech legen.
Im vorgeheizten Backofen 30 Minuten lang backen, bis die Kekse goldbraun sind.
Lassen Sie die Kekse vor dem Servieren auf dem Backblech abkühlen.

Lagerung:

Sie können diese Kekse in einem luftdichten Behälter bei Raumtemperatur bis zu einer Woche oder im Gefrierschrank bis zu drei Monate aufbewahren. Wenn Sie sie einfrieren, tauen Sie sie vor dem Servieren bei Raumtemperatur auf.

Nährwertangaben: Kalorien: 120 | Eiweiß: 4g | Kohlenhydrate: 18g | Fett: 5g | Ballaststoffe: 2g

Hundekekse mit Blaubeeren und Bananen

Zubereitungszeit: 15 Minuten | Zubereitungszeit: 25 Minuten | Portionsgröße: Für etwa 24 Kekse

Zutaten:

- 2 Tassen Weizenvollkornmehl
- 1/2 Tasse zerdrückte Bananen
- 1/2 Tasse Blaubeeren
- 1/2 Tasse Wasser

Anweisungen:

Heizen Sie den Backofen auf 175°C (350°F) vor.

In einer großen Schüssel das Weizenvollkornmehl, die zerdrückten Bananen, die Blaubeeren und das Wasser vermischen.

Mischen, bis alles gut vermischt ist und sich ein Teig bildet.

Den Teig auf einer bemehlten Fläche ausrollen, bis er etwa 1/4 Zoll dick ist.

Mit einer Ausstechform den Teig ausschneiden und auf ein Backblech legen.

Im vorgeheizten Backofen 25 Minuten lang backen, bis die Kekse goldbraun sind.

Lassen Sie die Kekse vor dem Servieren auf dem Backblech abkühlen.

Lagerung:

Sie können diese Kekse in einem luftdichten Behälter bei Raumtemperatur bis zu einer Woche oder im Gefrierschrank bis zu drei Monate aufbewahren. Wenn Sie sie einfrieren, tauen Sie sie vor dem Servieren bei Raumtemperatur auf.

Nährwertangaben: Kalorien: 80 | Eiweiß: 3g | Kohlenhydrate: 15g | Fett: 1g | Ballaststoffe: 2g

Quinoa und Kürbis Hundeleckerlis

Zubereitungszeit: 20 Minuten | Zubereitungszeit: 20 Minuten | Portionsgröße: Für etwa 24 Leckerbissen

Zutaten:

- 1/2 Tasse gekochte Quinoa
- 1/2 Tasse Kürbis aus der Dose (keine Kuchenfüllung)
- 2 Tassen Weizenvollkornmehl
- 1 Ei

Anweisungen:

Den Ofen auf 175°C (350°F) vorheizen.
In einer großen Schüssel die gekochte Quinoa, den Kürbis aus der Dose, das Vollkornmehl und das Ei vermischen.
Mischen, bis alles gut vermischt ist und sich ein Teig bildet.
Den Teig auf einer bemehlten Fläche ausrollen, bis er etwa 1/4 Zoll dick ist.
Mit einer Ausstechform den Teig ausschneiden und auf ein Backblech legen.
Im vorgeheizten Backofen 20 Minuten lang backen, bis die Plätzchen goldbraun sind.
Die Leckereien vor dem Servieren auf dem Backblech abkühlen lassen.

Lagerung:

Bewahren Sie diese Leckereien in einem luftdichten Behälter bei Raumtemperatur bis zu einer Woche oder im Gefrierfach bis zu drei Monaten auf. Wenn sie eingefroren sind, vor dem Servieren bei Raumtemperatur auftauen.

Nährwertangaben: Kalorien: 70 | Eiweiß: 3g | Kohlenhydrate: 12g | Fett: 1g | Ballaststoffe: 2g

Hundekekse mit Huhn und Karotte

Zubereitungszeit: 20 Minuten | Backzeit: 20-25 Minuten | Portionsgröße: Für etwa 24 Kekse

Zutaten:

- 1/2 Tasse zerkleinertes Hühnerfleisch
- 1/2 Tasse geriebene Karotten
- 2 Tassen Weizenvollkornmehl
- 1/2 Tasse Haferflocken
- 1 Ei

Anweisungen:

Heizen Sie den Backofen auf 175°C (350°F) vor.

In einer großen Schüssel das zerkleinerte Hühnerfleisch, die geriebenen Karotten, das Vollkornmehl, die Haferflocken und das Ei vermischen.

Mischen, bis alles gut vermischt ist und sich ein Teig bildet.

Den Teig auf einer bemehlten Fläche ausrollen, bis er etwa 1/4 Zoll dick ist.

Mit einer Ausstechform den Teig ausschneiden und auf ein Backblech legen.

Im vorgeheizten Ofen 20-25 Minuten backen, bis die Plätzchen goldbraun sind.

Lassen Sie die Kekse vor dem Servieren auf dem Backblech abkühlen.

Lagerung:

Diese Kekse können in einem luftdichten Behälter bei Raumtemperatur bis zu einer Woche oder im Gefrierfach bis zu drei Monate aufbewahrt werden. Gefrorene Kekse vor dem Servieren bei Raumtemperatur auftauen lassen.

Nährwertangaben: Kalorien: 80 | Eiweiß: 4g | Kohlenhydrate: 13g | Fett: 1,5g | Ballaststoffe: 2g

<u>Leckereien aus Lachs und Süßkartoffeln</u>

Zubereitungszeit: 20 Minuten | Zubereitungszeit: 20-25 Minuten | Portionsgröße: Für etwa 20 Leckerbissen

Zutaten:

- 1 kleines gekochtes Lachsfilet (entgrätet und in Flocken geschnitten)
- 1/2 Tasse gekochte und pürierte Süßkartoffel
- 1 Tasse Weizenvollkornmehl

Anweisungen:

Den Ofen auf 175°C (350°F) vorheizen.

In einer großen Schüssel die Lachsflocken, die pürierte Süßkartoffel und das Vollkornmehl vermengen.

So lange mischen, bis sich ein Teig bildet.

Den Teig zu kleinen Kugeln mit einem Durchmesser von etwa einem Zoll rollen und auf ein Backblech legen.

Im vorgeheizten Backofen 20-25 Minuten backen, bis die Leckereien goldbraun sind.

Lassen Sie die Leckereien vor dem Servieren auf dem Backblech abkühlen.

Lagerung:

Bewahren Sie diese Leckereien in einem luftdichten Behälter bei Raumtemperatur bis zu einer Woche oder im Kühlschrank bis zu zwei Wochen auf. Diese Leckereien können auch bis zu drei Monate lang eingefroren werden. Wenn sie eingefroren sind, vor dem Servieren bei Raumtemperatur auftauen.

Nährwertangaben: Kalorien: 70 | Eiweiß: 3g | Kohlenhydrate: 11g | Fett: 1g | Ballaststoffe: 1g

Rüben und Käse Hundeleckerli

Zubereitungszeit: 20 Minuten | Zubereitungszeit: 20-25 Minuten | Portionsgröße: Für etwa 24 Leckerbissen

Zutaten:

- 1/2 Tasse gekochte und geriebene Rüben
- 1/2 Tasse geriebener Käse (Cheddar ist eine gute Wahl für Hunde, aber fragen Sie immer Ihren Tierarzt)
- 2 Tassen Weizenvollkornmehl
- 1 Ei

Anweisungen:

Den Ofen auf 175°C (350°F) vorheizen.

In einer großen Schüssel die geriebenen Rüben, den geriebenen Käse, das Vollkornmehl und das Ei vermischen.

Sobald die Zutaten gut vermischt sind, kneten Sie die Mischung, bis sich ein Teig bildet.

Rollen Sie den Teig auf einer bemehlten Fläche etwa einen halben Zentimeter dick aus.

Mit einer Ausstechform die Leckerbissen ausstechen und auf ein Backblech legen.

Im vorgeheizten Backofen 20-25 Minuten backen, bis die Plätzchen goldbraun sind.

Lassen Sie die Leckerlis vollständig abkühlen, bevor Sie sie Ihrem Hund servieren.

Lagerung:

Bewahren Sie diese Leckereien in einem luftdichten Behälter bei Raumtemperatur bis zu einer Woche oder im Kühlschrank bis zu zwei Wochen auf. Sie können die Leckereien auch einfrieren, dann halten sie sich bis zu drei Monate.

Nährwertangaben: Kalorien: 70 | Eiweiß: 3g | Kohlenhydrate: 11g | Fett: 2g | Ballaststoffe: 1g

Zucchini-Apfel-Häppchen

Zubereitungszeit: 15 Minuten | Zubereitungszeit: 20-25 Minuten | Portionsgröße: Ergibt etwa 24 Bissen

Zutaten:

- 1/2 Tasse geriebene Zucchini
- 1/2 Tasse geriebener Apfel
- 2 Tassen Weizenvollkornmehl
- 1 Ei

Anweisungen:

Heizen Sie den Ofen auf 175°C (350°F) vor.

In einer großen Schüssel die geriebenen Zucchini, den geriebenen Apfel, das Vollkornmehl und das Ei vermischen, bis alles gut vermischt ist.

Den Teig löffelweise abnehmen und zu kleinen Kugeln rollen. Die Kugeln auf ein Backblech legen.

Im vorgeheizten Backofen 20-25 Minuten backen, bis die Bällchen goldbraun und fest sind.

Lassen Sie die Bisse abkühlen, bevor Sie sie Ihrem Hund servieren.

Lagerung:

In einem luftdichten Behälter bei Raumtemperatur bis zu einer Woche oder im Kühlschrank bis zu zwei Wochen aufbewahren. Sie können auch eingefroren werden und sind dann bis zu drei Monate haltbar.

Anmerkung:

Lassen Sie sich immer von einem Tierarzt beraten, bevor Sie neue Nahrungsmittel in die Ernährung Ihres Haustieres aufnehmen.

Nährwertangaben: Kalorien: 70 | Eiweiß: 3g | Kohlenhydrate: 11g | Fett: 1,5g | Ballaststoffe: 1,5g

VII. Kapitel 6: Spezialrezepte für besondere Gesundheitsbedürfnisse

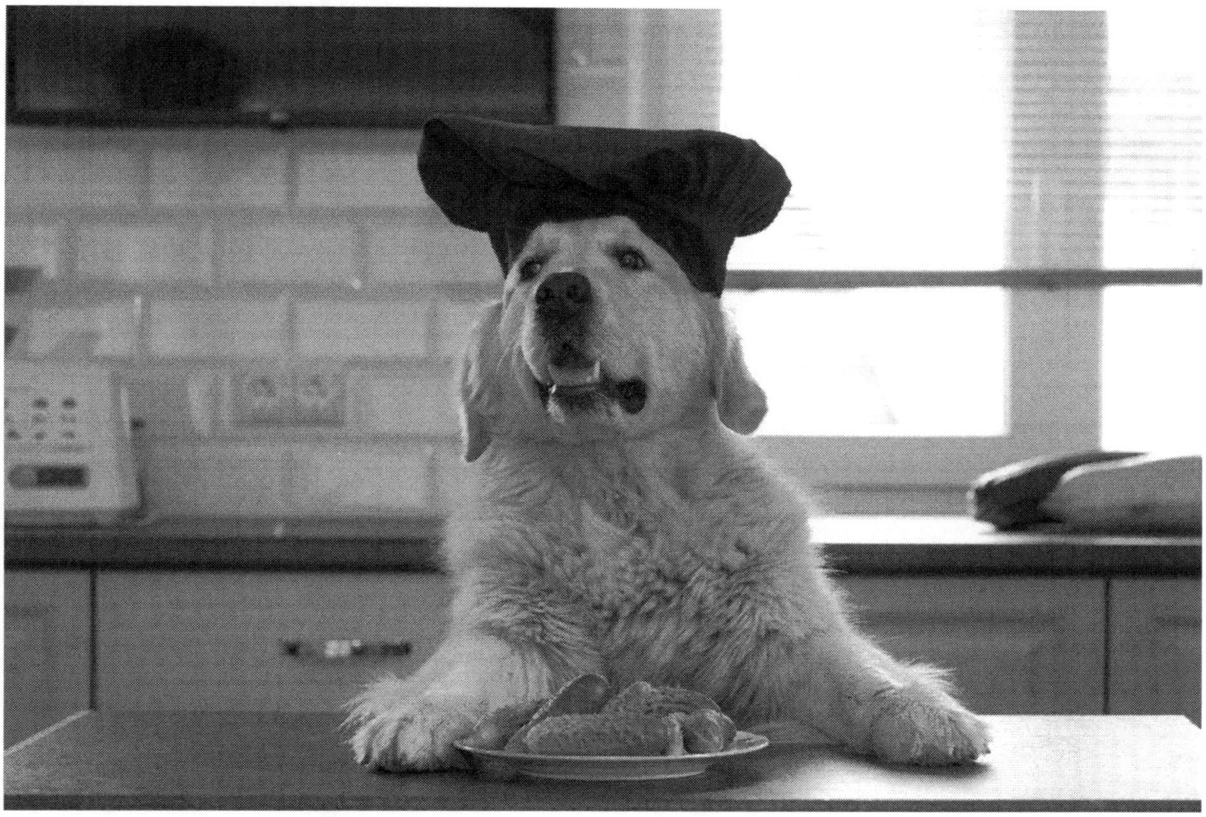

A. Kalorienarme Rezepte für übergewichtige Hunde

Ein gesundes Gewicht ist entscheidend für die allgemeine Gesundheit Ihres Hundes. Wenn Ihr Hund übergewichtig ist, kann dies zu verschiedenen Gesundheitsproblemen wie Herzerkrankungen, Diabetes und Gelenkproblemen führen. Hier finden Sie einige kalorienarme Rezepte, mit denen Sie das Gewicht Ihres Hundes kontrollieren können, ohne Kompromisse bei Ernährung und Geschmack einzugehen:

Mageres Hühnerfleisch und Gemüsemischung

Zubereitungszeit: 15 Minuten | Zubereitungszeit: 20 Minuten | Portionsgröße: Für etwa 4 Portionen

Zutaten:

- 2 Hühnerbrüste (ohne Haut)
- 2 Tassen gemischtes Gemüse (Brokkoli, Karotten und Erbsen)
- 1 Tasse gekochte Quinoa

Anweisungen:

Einen großen Topf mit Wasser füllen und zum Kochen bringen. Die Hähnchenbrüste hineingeben und kochen, bis sie gar sind, etwa 15-20 Minuten.

Während das Huhn kocht, das gemischte Gemüse dämpfen, bis es weich ist.

Sobald das Hähnchen gar ist, aus dem Topf nehmen, abkühlen lassen und dann mit zwei Gabeln zerkleinern.

In einer großen Schüssel das zerkleinerte Hähnchen, das gedünstete Gemüse und die gekochte Quinoa vermischen.

Lassen Sie die Mischung abkühlen, bevor Sie sie Ihrem Hund servieren.

Lagerung:

Sie können dieses Gericht in einem luftdichten Behälter im Kühlschrank bis zu 3-4 Tage aufbewahren.

Nährwertangaben: Kalorien: 280 | Eiweiß: 35g | Kohlenhydrate: 20g | Fett: 5g | Ballaststoffe: 4g

Abendessen mit Fisch und grünen Bohnen

Zubereitungszeit: 10 Minuten | Zubereitungszeit: 20 Minuten | Portionsgröße: Für etwa 4 Portionen

Zutaten:

- 2 Lachsfilets
- 2 Tassen grüne Bohnen
- 1 Tasse gekochter brauner Reis

Anweisungen:

Den Ofen auf 175°C (350°F) vorheizen.

Die Lachsfilets auf ein mit Folie oder Pergamentpapier ausgelegtes Backblech legen. Etwa 20 Minuten backen, bis der Lachs gar ist und sich mit einer Gabel leicht zerteilen lässt.

Während der Lachs backt, dämpfen Sie die grünen Bohnen, bis sie weich sind.

Sobald der Lachs gar ist, lassen Sie ihn abkühlen und zerpflücken ihn dann mit einer Gabel.

In einer großen Schüssel die Lachsflocken, die gedünsteten grünen Bohnen und den gekochten braunen Reis vermischen.

Lassen Sie die Mischung abkühlen, bevor Sie sie Ihrem Hund servieren.

Lagerung:

Sie können dieses Gericht in einem luftdichten Behälter im Kühlschrank bis zu 3-4 Tage aufbewahren.

Nährwertangaben: Kalorien: 310 | Eiweiß: 28g | Kohlenhydrate: 24g | Fett: 10g | Ballaststoffe: 4g

Puten-Kürbis-Eintopf

Zubereitungszeit: 10 Minuten | Kochzeit: 25-30 Minuten | Portionsgröße: Für etwa 4 Portionen

Zutaten:

- 1 Pfund gemahlener Truthahn
- 2 Tassen Kürbispüree
- 1 Tasse Erbsen
- 1 gehackte Karotte

Anweisungen:

Eine große Pfanne auf mittlerer Stufe erhitzen.

Das Putenhackfleisch in die Pfanne geben und braten, bis es vollständig gebräunt und nicht mehr rosa ist.

Sobald der Truthahn gar ist, das Kürbispüree, die Erbsen und die gehackte Karotte in die Pfanne geben. Umrühren, um alles zu vermengen.

Die Hitze auf niedrige Stufe reduzieren und die Mischung 15-20 Minuten köcheln lassen.

Nach dem Garen den Topf vom Herd nehmen und den Eintopf abkühlen lassen, bevor Sie ihn Ihrem Hund servieren.

Lagerung:

Sie können dieses Gericht in einem luftdichten Behälter im Kühlschrank bis zu 3-4 Tage aufbewahren.

Nährwertangaben: Kalorien: 320 | Eiweiß: 30g | Kohlenhydrate: 22g | Fett: 12g | Ballaststoffe: 6g

Fettarmes Rindfleisch und Zucchini

Zubereitungszeit: 15 Minuten | Kochzeit: 30 Minuten | Portionsgröße: 4 Portionen

Zutaten:

- 1 Pfund mageres Rinderhackfleisch
- 2 Zucchinis (gehackt)
- 1 Tasse gekochte Gerste

Anweisungen:

Das Rinderhackfleisch in einer Pfanne bei mittlerer Hitze anbraten, bis es durchgebraten ist.

Die gehackten Zucchini in die Pfanne geben und kochen, bis sie weich sind.

Mischen Sie das gekochte Rindfleisch, die Zucchini und die Gerste miteinander.

Lassen Sie die Mischung abkühlen, bevor Sie sie Ihrem Hund servieren.

Nährwertangaben pro Portion: Kalorien: 250 | Eiweiß: 20g | Fett: 7g | Ballaststoffe: 4g | Kohlenhydrate: 28g

Süßkartoffel-Fisch-Mix

Zubereitungszeit: 10 Minuten | Kochzeit: 30 Minuten | Portionsgröße: 4 Portionen

Zutaten:

- 2 weiße Fischfilets
- 2 Süßkartoffeln
- 1 Tasse Erbsen

Anweisungen:

Heizen Sie den Ofen auf 175°C (350°F) vor.

Die Fischfilets etwa 20 Minuten lang backen, bis sie durchgebraten sind.

Während der Fisch backt, dämpfen oder kochen Sie die Süßkartoffeln, bis sie weich sind.

Sobald alles gar ist, den Fisch, die Süßkartoffeln und die Erbsen miteinander vermischen.

Lassen Sie die Mischung abkühlen, bevor Sie sie Ihrem Hund servieren.

Nährwertangaben pro Portion: Kalorien: 275 | Eiweiß: 22g | Fett: 6g | Ballaststoffe: 5g | Kohlenhydrate: 35g

B. Kochsalzarme Rezepte für Hunde mit Herzproblemen

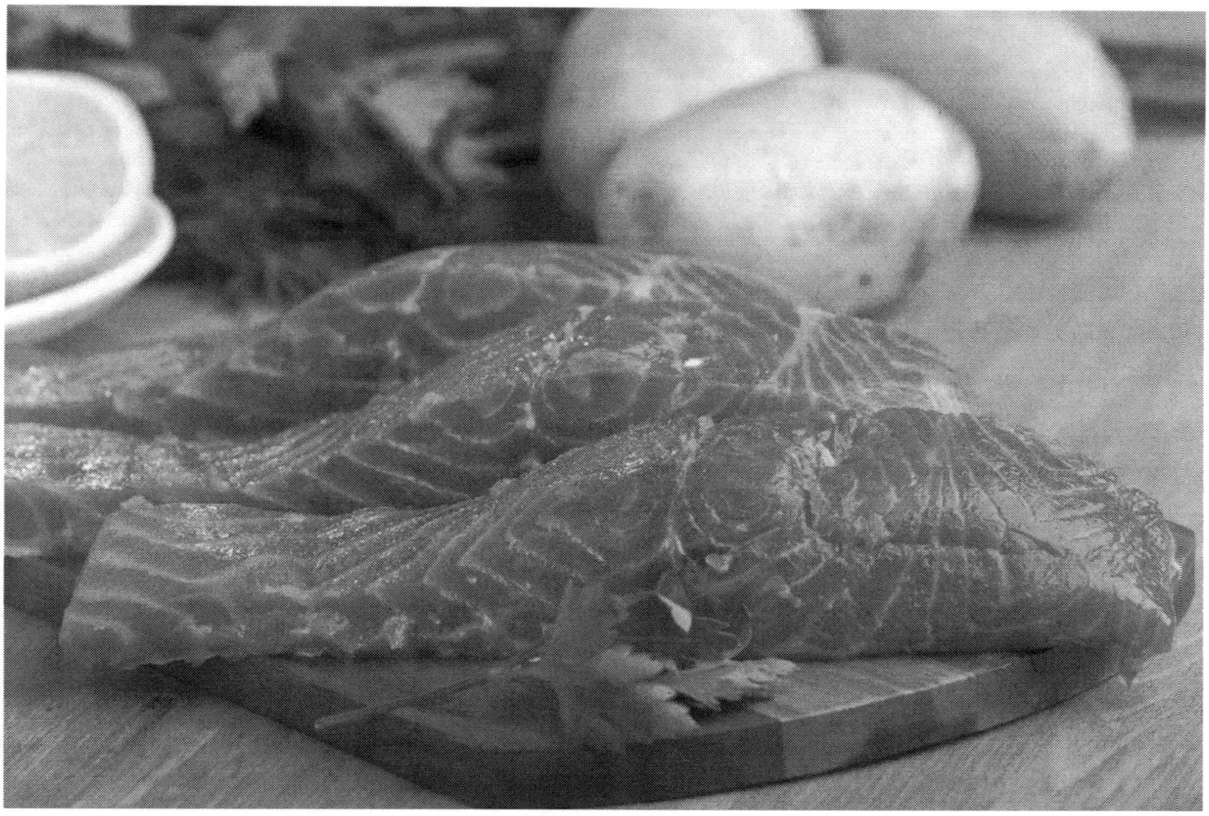

Bei herzkranken Hunden wird häufig eine natriumarme Ernährung empfohlen, um die Symptome zu lindern und das Fortschreiten der Krankheit zu verlangsamen. Zu viel Natrium kann zu Flüssigkeitsansammlungen im Körper führen, die das Herz belasten können. Hier sind einige natriumarme Rezepte, die sowohl herzgesund als auch lecker sind:

Herzgesundes Huhn und Gemüse

Zubereitungszeit: 10 Minuten | Kochzeit: 30 Minuten | Portionsgröße: 4 Portionen

Zutaten:

- 2 Hühnerbrüste (ohne Haut)
- 1 Tasse Karotten (gehackt)
- 1 Tasse grüne Bohnen
- 1 Tasse gekochter brauner Reis

Anweisungen:

Die Hühnerbrüste kochen, bis sie gar sind, dann das Fleisch zerkleinern.

Die Karotten und die grünen Bohnen dämpfen, bis sie weich sind.

Sobald alles gekocht ist, mischen Sie das zerkleinerte Hühnerfleisch, das Gemüse und den braunen Reis zusammen.

Lassen Sie die Mischung abkühlen, bevor Sie sie Ihrem Hund servieren.

Nährwertangaben pro Portion: Kalorien: 220 | Eiweiß: 28g | Fett: 4g | Ballaststoffe: 4g | Kohlenhydrate: 20g

Abendessen mit Lachs und Süßkartoffeln

Zubereitungszeit: 10 Minuten | Kochzeit: 30 Minuten | Portionsgröße: 4 Portionen

Zutaten:

- 2 Lachsfilets
- 2 Süßkartoffeln
- 1 Tasse Erbsen

Anweisungen:

Den Ofen auf 175°C (350°F) vorheizen.

Die Lachsfilets auf ein Backblech legen und etwa 20 Minuten backen.

Während der Lachs backt, die Süßkartoffeln kochen, bis sie weich sind.

Mischen Sie den gekochten Lachs, die Süßkartoffeln und die Erbsen miteinander.

Lassen Sie die Mischung abkühlen, bevor Sie sie Ihrem Hund servieren.

Nährwertangaben pro Portion: Kalorien: 240 | Eiweiß: 26g | Fett: 6g | Ballaststoffe: 4g | Kohlenhydrate: 24g

Mahlzeit aus Putenfleisch und Quinoa

Zubereitungszeit: 10 Minuten | Kochzeit: 20 Minuten | Portionsgröße: 4 Portionen

Zutaten:

- 1 Pfund Putenhackfleisch
- 1 Tasse gehackte Zucchini
- 1 Tasse gehackte Paprikaschoten
- 1 Tasse gekochte Quinoa

Anweisungen:

Das Putenhackfleisch in einer Pfanne bei mittlerer Hitze anbraten, bis es vollständig durchgegart ist.

Die gehackten Zucchini und Paprikaschoten in die Pfanne geben und weitergaren, bis sie weich sind.

Truthahn, Gemüse und gekochte Quinoa in einer großen Schüssel vermengen.

Lassen Sie die Mischung abkühlen, bevor Sie sie Ihrem Hund servieren.

Nährwertangaben pro Portion: Kalorien: 280 | Eiweiß: 25g | Fett: 13g | Ballaststoffe: 4g | Kohlenhydrate: 20g

Herzfreundliches Rindfleisch und Reis

Zubereitungszeit: 10 Minuten | Kochzeit: 20 Minuten | Portionsgröße: 4 Portionen

Zutaten:

- 1 Pfund mageres Rinderhackfleisch
- 1 Tasse gekochter brauner Reis
- 1 Tasse gedünsteter Brokkoli

Anweisungen:

Braten Sie das Hackfleisch in einer Pfanne bei mittlerer Hitze, bis es vollständig gar ist.

In einer großen Schüssel das gekochte Rindfleisch, den Reis und den gedünsteten Brokkoli vermischen.

Lassen Sie die Mischung abkühlen, bevor Sie sie Ihrem Hund servieren.

Nährwertangaben pro Portion: Kalorien: 310 | Eiweiß: 27g | Fett: 12g | Ballaststoffe: 2g | Kohlenhydrate: 23g

Natriumarmer Gemüse-Fisch-Mix

Zubereitungszeit: 15 Minuten | Kochzeit: 25 Minuten | Portionsgröße: 4 Portionen

Zutaten:

- 2 weiße Fischfilets
- 1 Tasse gehackte Karotten
- 1 Tasse Erbsen
- 1 Tasse gekochte Gerste

Anweisungen:

Den Ofen auf 175°C (350°F) vorheizen.

Die Fischfilets etwa 20 Minuten backen oder bis der Fisch mit einer Gabel leicht zu zerteilen ist.

In der Zwischenzeit die Karotten und Erbsen dämpfen, bis sie weich sind, aber noch etwas Biss haben.

Sobald der Fisch und das Gemüse gar sind, mischen Sie sie mit der gekochten Gerste.

Lassen Sie die Mischung abkühlen, bevor Sie sie Ihrem Hund servieren.

Nährwertangaben pro Portion: Kalorien: 280 | Eiweiß: 25g | Fett: 5g | Ballaststoffe: 6g | Kohlenhydrate: 30g

C. Eiweißreiche Rezepte für aktive Hunde und Arbeitshunde

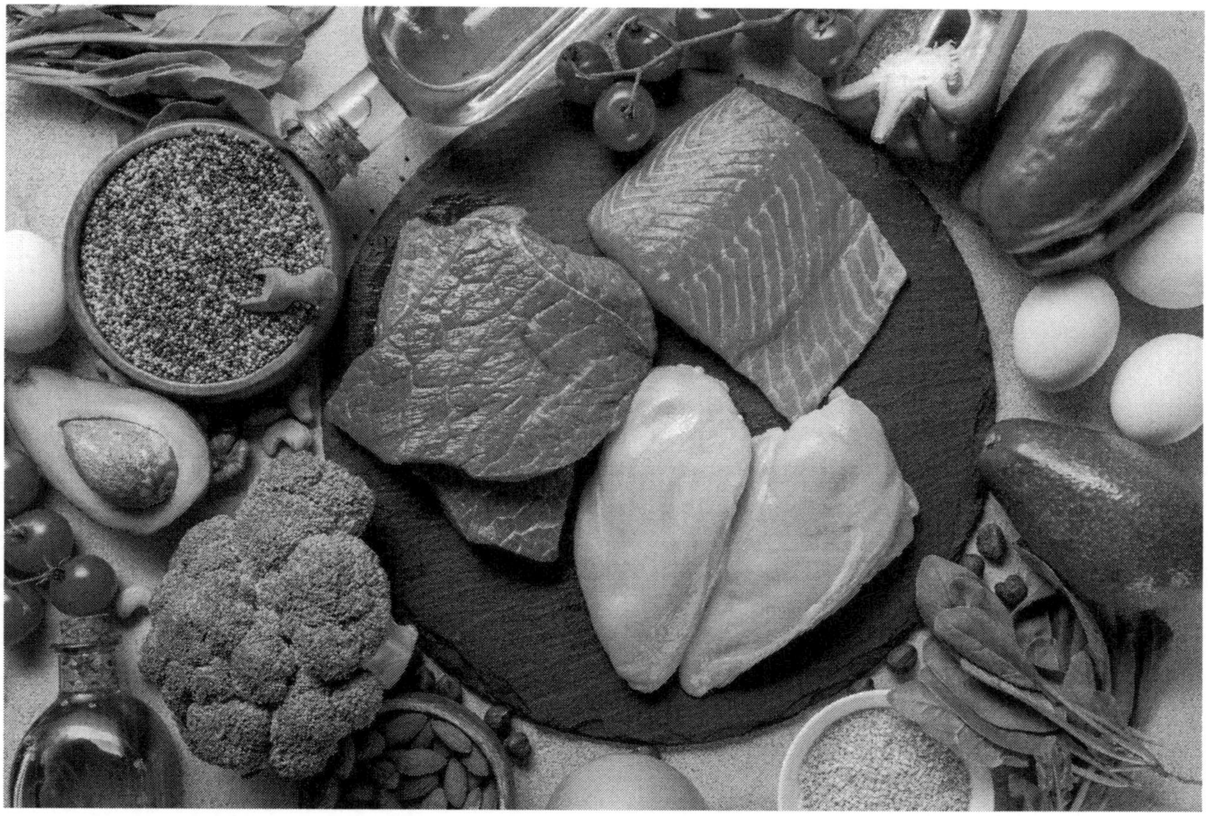

Aktive und arbeitende Hunde benötigen mehr Eiweiß in ihrer Ernährung, um den Muskelaufbau und das Wachstum zu unterstützen, Energie zu liefern und ein gesundes Immunsystem zu erhalten. Hier finden Sie einige proteinreiche Rezepte, die für den aktiven Lebensstil Ihres Hundes geeignet sind:

Active Dog Huhn und Quinoa Schüssel

Zubereitungszeit: 15 Minuten | Kochzeit: 30 Minuten | Portionsgröße: 4 Portionen

Zutaten:

- 2 Hühnerbrüste ohne Haut
- 1 Tasse gekochte Quinoa
- 1 Tasse gekochte und pürierte Süßkartoffel
- 1 Tasse gedünsteter Spinat

Anweisungen:

Die Hühnerbrüste in einem Topf mit Wasser kochen, bis sie gar sind, in der Regel etwa 20-25 Minuten.

Nach dem Garen das Hähnchen zerkleinern und beiseite stellen.

In einer großen Schüssel das zerkleinerte Hähnchen, die gekochte Quinoa, die pürierte Süßkartoffel und den gedünsteten Spinat vermengen.

Mischen Sie alles, bis es gut vermischt ist.

Lassen Sie die Mischung abkühlen, bevor Sie sie Ihrem Hund servieren.

Nährwertangaben pro Portion: Kalorien: 300 | Eiweiß: 28g | Fett: 6g | Ballaststoffe: 4g | Kohlenhydrate: 35g

Power-Mahlzeit aus Putenfleisch und braunem Reis

Zubereitungszeit: 15 Minuten | Kochzeit: 20 Minuten | Portionsgröße: 4 Portionen

Zutaten:

- 1 Pfund gemahlener Truthahn
- 1 Tasse gekochter brauner Reis
- 1 Tasse gedünsteter Brokkoli
- 1/2 Tasse Hüttenkäse

Anweisungen:

Braten Sie das Putenfleisch in einer Pfanne bei mittlerer Hitze, bis es gar und nicht mehr rosa ist. Dies dauert in der Regel etwa 10 Minuten.

In einer großen Schüssel den gegarten Truthahn, den gekochten braunen Reis, den gedünsteten Brokkoli und den Hüttenkäse vermengen.

Mischen Sie alles zusammen, bis es gut vermischt ist.

Lassen Sie die Mischung abkühlen, bevor Sie sie Ihrem Hund servieren.

Nährwertangaben pro Portion: Kalorien: 325 | Eiweiß: 30g | Fett: 12g | Ballaststoffe: 3g | Kohlenhydrate: 25g

Rindfleisch-Gemüse-Eiweiß-Mix

Zubereitungszeit: 15 Minuten | Kochzeit: 20 Minuten | Portionsgröße: 4 Portionen

Zutaten:

- 1 Pfund mageres Rinderhackfleisch
- 1 Tasse gekochte Linsen
- 1 Tasse gedünstete Karotten
- 1/2 Tasse Erbsen

Anweisungen:

Das Rinderhackfleisch in einer Pfanne bei mittlerer Hitze garen, bis es gar ist und nicht mehr rosa ist. Dies dauert in der Regel etwa 10 Minuten.

In einer großen Schüssel das gekochte Rindfleisch, die gekochten Linsen, die gedünsteten Karotten und die Erbsen vermischen.

Mischen Sie alles zusammen, bis es gut vermischt ist.

Lassen Sie die Mischung abkühlen, bevor Sie sie Ihrem Hund servieren.

Nährwertangaben pro Portion: Kalorien: 360 | Eiweiß: 35g | Fett: 10g | Ballaststoffe: 9g | Kohlenhydrate: 30g

Eiweißreiches Abendessen mit Lachs und Süßkartoffeln

Zubereitungszeit: 15 Minuten | Kochzeit: 30 Minuten | Portionsgröße: 4 Portionen

Zutaten:

- 2 Lachsfilets
- 2 Süßkartoffeln (gekocht und püriert)
- 1 Tasse grüne Bohnen (gedünstet)
- 1 Tasse gekochte Quinoa

Anweisungen:

Den Ofen auf 175°C (350°F) vorheizen. Die Lachsfilets auf ein Backblech legen und etwa 20 Minuten backen, bis der Fisch durchgebraten ist und sich mit einer Gabel leicht lösen lässt.

In einer großen Schüssel den gekochten Lachs, das Süßkartoffelpüree, die gedünsteten grünen Bohnen und den gekochten Quinoa vermengen. Gut mischen, bis alle Zutaten gleichmäßig verteilt sind.

Lassen Sie die Mischung abkühlen, bevor Sie sie Ihrem Hund servieren.

Nährwertangaben pro Portion: Kalorien: 450 | Eiweiß: 37g | Fett: 15g | Ballaststoffe: 8g | Kohlenhydrate: 40g

Aktives Hundefrühstück mit Ei und Huhn

Zubereitungszeit: 15 Minuten | Kochzeit: 20 Minuten | Portionsgröße: 4 Portionen

Zutaten:

- 2 gekochte Eier (zerkleinert)
- 2 Hühnerbrüste (gekocht und zerkleinert)
- 1 Tasse gekochte Haferflocken
- 1/2 Tasse Heidelbeeren

Anweisungen:

Kochen Sie zunächst die Eier. Danach schälen Sie sie und schneiden sie in mundgerechte Stücke.

Kochen Sie die Hühnerbrüste, bis sie ganz durchgegart sind. Wenn sie abgekühlt sind, zerkleinern Sie sie.

Vermengen Sie in einer großen Schüssel die zerkleinerten gekochten Eier, das zerkleinerte Hühnerfleisch, die gekochten Haferflocken und die Heidelbeeren. Gut mischen, bis alle Zutaten gleichmäßig verteilt sind.

Lassen Sie die Mischung abkühlen, bevor Sie sie Ihrem Hund servieren.

Nährwertangaben pro Portion: Kalorien: 320 | Eiweiß: 25g | Fett: 8g | Ballaststoffe: 5g | Kohlenhydrate: 35g

VIII. Kapitel 7: Kochen und Zubereiten von Mahlzeiten für Ihren Hund

A. Mahlzeiten im Voraus planen und zubereiten

Eine der häufigsten Befürchtungen bei der Umstellung auf selbstgekochtes Hundefutter ist der hohe Zeit- und Arbeitsaufwand, der damit verbunden ist. Aber mit ein wenig Organisation und Planung können Sie sicherstellen, dass Ihr Hund jeden Tag gesunde, hausgemachte Mahlzeiten bekommt, ohne dass Sie täglich von Grund auf neu kochen müssen. Hier ist ein Leitfaden, der Ihnen hilft, die Mahlzeiten für Ihren Hund im Voraus zu planen und zuzubereiten:

Wöchentliche Mahlzeitenplanung:
Bestimmen Sie zunächst die Anzahl der Mahlzeiten, die Ihr Hund in der Woche benötigt. Dies hängt von der Größe, dem Alter und dem Aktivitätsniveau des Hundes ab. Erstellen Sie einen Mahlzeitenplan, der eine Vielzahl von Proteinen, Kohlenhydraten und Gemüse für eine ausgewogene Ernährung enthält.

Abwechslung bei den Rezepten:
Um Nährstoffmangel vorzubeugen und die Mahlzeiten für Ihren Hund spannend zu halten, ist es wichtig, die von Ihnen verwendeten Rezepte zu wechseln. Das bedeutet nicht, dass Sie für jede Mahlzeit ein anderes Rezept zubereiten müssen. Versuchen Sie stattdessen, sie wöchentlich oder zweiwöchentlich zu wechseln.

Lebensmitteleinkauf:

Sobald Sie Ihren Speiseplan und die Rezepte haben, machen Sie eine Einkaufsliste mit allen Zutaten, die Sie für die Woche benötigen. Mit Großeinkäufen können Sie Geld sparen, aber denken Sie daran, dass frische Zutaten leicht verderblich sind.

Zubereitung der Mahlzeiten:

Wählen Sie einen Tag in der Woche, an dem Sie ein paar Stunden Zeit für die Zubereitung der Mahlzeiten haben. Kochen Sie alle Proteine, Körner und Gemüse. Sobald alles gekocht ist, stellen Sie die Mahlzeiten nach Ihren Rezepten zusammen.

Portionierung:

Orientieren Sie sich an den Empfehlungen Ihres Tierarztes, um die richtige Portionsgröße für Ihren Hund zu ermitteln. Sobald die Mahlzeiten zubereitet sind, teilen Sie sie in diese täglichen Portionsgrößen ein. Dieser Schritt ist wichtig, um sicherzustellen, dass Ihr Hund weder zu viel noch zu wenig isst.

Aufbewahrung:

Nach der Portionierung sollten die Mahlzeiten in luftdichten Behältern aufbewahrt werden. Mahlzeiten, die innerhalb der nächsten drei Tage verbraucht werden, können Sie im Kühlschrank aufbewahren. Der Rest sollte eingefroren werden, damit er frisch bleibt. Bei Bedarf über Nacht im Kühlschrank auftauen lassen.

Denken Sie daran, dass die Vorbereitung von Mahlzeiten zwar anfangs etwas mehr Aufwand erfordert, Sie aber unter der Woche viel Zeit sparen können. Außerdem können Sie so sicherstellen, dass Ihr pelziger Freund eine abwechslungsreiche, ausgewogene Ernährung erhält, die auf seine speziellen Bedürfnisse zugeschnitten ist. Eine Win-Win-Situation!

B. Lagerung und Haltbarkeit von selbstgemachtem Hundefutter

Um die Frische und den Nährwert Ihres selbstgemachten Hundefutters zu erhalten, müssen Sie wissen, wie es am besten gelagert wird und wie lange es voraussichtlich haltbar ist. Hier ist, was Sie wissen müssen:

Kühlung von selbstgemachtem Hundefutter:
Sobald Sie die Mahlzeiten für Ihren Hund zubereitet haben, sollten Sie sie so schnell wie möglich in den Kühlschrank stellen. Bei richtiger Lagerung in einem luftdicht verschlossenen Behälter halten sich die meisten selbstgemachten Hundemahlzeiten bis zu 3-5 Tage im Kühlschrank.

Einfrieren von selbstgemachtem Hundefutter:
Für eine längere Aufbewahrung ist das Einfrieren eine ausgezeichnete Option. Portionierte Mahlzeiten können in einzelnen luftdichten Behältern oder Gefrierbeuteln eingefroren werden. Eingefrorenes selbstgemachtes Hundefutter

ist etwa 2-3 Monate haltbar. Achten Sie darauf, jeden Behälter oder Beutel mit dem Datum zu beschriften, damit Sie die Lagerzeit im Auge behalten können.

Auftauen der gefrorenen Mahlzeiten:

Wenn Sie die gefrorenen Mahlzeiten verwenden möchten, stellen Sie sie zum Auftauen in den Kühlschrank. In der Regel dauert es etwa 24 Stunden, bis ein Tiefkühlgericht im Kühlschrank vollständig aufgetaut ist. Nach dem Auftauen sollten Sie es innerhalb von 48 Stunden verbrauchen. Vermeiden Sie es, die Mahlzeiten bei Raumtemperatur aufzutauen, da dies das Wachstum von Bakterien fördern kann.

Aufwärmen der Mahlzeiten:

Das ist zwar nicht notwendig, aber manche Hunde mögen ihr Futter lieber warm. Sie können die Mahlzeit in der Mikrowelle oder auf dem Herd erwärmen. Vergewissern Sie sich, dass Sie das Futter gründlich durchmischen und die Temperatur vor dem Servieren prüfen, damit keine heißen Stellen entstehen, an denen sich Ihr Hund das Maul verbrennen könnte.

Reste wegwerfen:

Wenn Ihr Hund die Mahlzeit nicht aufisst, entsorgen Sie die Reste nach 2 Stunden, wenn sie bei Zimmertemperatur aufbewahrt werden, um Bakterienwachstum zu vermeiden.

Denken Sie daran, dass der Schlüssel zur sicheren Lagerung von selbstgemachtem Hundefutter darin besteht, es kühl und luftdicht aufzubewahren. Wenn Sie Anzeichen von Verderb feststellen, z. B. einen unangenehmen Geruch, Schimmel oder eine Verfärbung, entsorgen Sie das Futter sofort. Im Zweifelsfall ist es immer sicherer, es wegzuwerfen. Wenn Sie diese Richtlinien befolgen, können Sie sicherstellen, dass Ihr Hund jedes Mal frische, nahrhafte Mahlzeiten zu sich nimmt.

C. Zeitsparende Tipps und Strategien

Hausgemachte Mahlzeiten in die Ernährung Ihres Hundes einzubauen, muss nicht zeitaufwändig sein. Mit den richtigen Strategien können Sie den Prozess rationalisieren und ihn auch bei einem vollen Terminkalender handhabbar machen. Hier sind einige Tipps, mit denen Sie Zeit und Mühe sparen können:

Kochen in großen Mengen:
Wenn Sie in großen Mengen kochen, können Sie eine Menge Zeit sparen. Suchen Sie sich einen Tag aus, an dem Sie Zeit haben, und kochen Sie für die ganze Woche oder sogar den ganzen Monat. Sie können verschiedene Rezepte zubereiten und sie dann in einzelnen Portionen einfrieren.

Verwenden Sie Slow Cooker oder Instant Pots:
Diese Küchengeräte können echte Zeitsparer sein. Sie können alle Zutaten in den Topf geben, ihn einschalten und sich dann dem Tag widmen. Wenn Sie mit Ihren Aufgaben fertig sind, ist das Hundefutter bereits fertig.

Vorgeschnittenes Gemüse:

In vielen Lebensmittelgeschäften gibt es vorgeschnittenes Gemüse. Das ist zwar etwas teurer, spart aber eine Menge Zeit bei der Zubereitung.

Reste verwerten:

Essensreste können oft in die Mahlzeiten Ihres Hundes integriert werden, vorausgesetzt, sie sind sicher und gesund für ihn. Achten Sie nur darauf, dass Sie keine Zutaten verwenden, die für Hunde giftig sind.

Zutaten abmessen:

Messen Sie bei der Zubereitung der Mahlzeiten alle Zutaten ab und halten Sie sie bereit. Das spart Ihnen Zeit beim Kochen.

Wechseln Sie die Rezepte ab:

Eine Vielzahl von Rezepten sorgt nicht nur für eine abwechslungsreiche Ernährung Ihres Hundes, sondern macht auch die Zubereitung der Mahlzeiten für Sie weniger mühsam. Wechseln Sie zwischen den Rezepten, damit es interessant bleibt.

Schaffen Sie einen eigenen Platz in Ihrem Gefrierschrank:

Wenn Sie Mahlzeiten einfrieren, sollten Sie einen eigenen Bereich in Ihrem Gefrierschrank einrichten. Das erleichtert die Lagerung und das Auffinden der Mahlzeiten.

Investieren Sie in hochwertige Aufbewahrungsbehältnisse: Hochwertige, luftdichte Behälter in verschiedenen Größen erleichtern die Lagerung und das Auftauen von Mahlzeiten. Entscheiden Sie sich für stapelbare Modelle, um Platz zu sparen.

Denken Sie daran, dass das Ziel darin besteht, die Fütterung Ihres Hundes mit hausgemachten Mahlzeiten zu einer nachhaltigen Praxis zu machen, also finden Sie Strategien und Methoden, die für Sie und Ihren Zeitplan am besten geeignet sind. Wenn Sie strategisch vorgehen und diese zeitsparenden Tipps anwenden, können Sie sicherstellen, dass Ihr Hund von einer hausgemachten Mahlzeit profitiert, ohne dass Sie sich überfordert fühlen.

IX. Kapitel 8: Kostenanalyse: Selbstgemachtes vs. gekauftes Hundefutter

A. Vergleich der Preise

Die Umstellung auf selbstgekochtes Hundefutter ist nicht nur eine ernährungswissenschaftliche, sondern auch eine finanzielle Entscheidung. Es ist wichtig, den Preisvergleich zwischen gekauftem Hundefutter und hausgemachten Mahlzeiten zu verstehen, um festzustellen, ob diese Umstellung für Ihren Haushalt machbar ist.

Kosten für im Laden gekauftes Hundefutter:
Der Preis für im Laden gekauftes Hundefutter kann je nach Qualität, Marke und Art des Futters (Trockenfutter, Nassfutter, Rohkost usw.) stark variieren. Im Durchschnitt müssen Sie für eine mittlere Marke für einen mittelgroßen Hund zwischen 20 und 60 Dollar pro Monat ausgeben.

Kosten für selbstgekochtes Hundefutter:
Die Kosten für selbstgekochtes Hundefutter variieren ebenfalls, je nachdem, welche Zutaten Sie verwenden. Wenn Sie hochwertigere, biologische Zutaten verwenden, können die Kosten höher sein. Es ist jedoch auch möglich, nahrhafte Mahlzeiten mit preisgünstigen Zutaten zuzubereiten. Im Durchschnitt kosten hausgemachte Mahlzeiten je nach Rezept etwa 1 bis 2 $ pro Pfund. Für einen mittelgroßen Hund könnte sich dies bei einer täglichen Verzehrmenge von 1 bis 2 Pfund auf etwa 30 bis 60 Dollar pro Monat belaufen.

Berücksichtigung von Zeit und Aufwand:
Bei der Betrachtung der finanziellen Kosten dürfen Sie nicht den Zeit- und Arbeitsaufwand für die Zubereitung hausgemachter Mahlzeiten vergessen.

Während manche Besitzer diese Aufgabe als angenehm und lohnend empfinden, ist es für andere eine Herausforderung, sie in ihren Zeitplan zu integrieren.

Langfristige Gesundheitskosten:
Die Investition in hochwertiges Futter kann langfristig zu Einsparungen bei den Tierarztrechnungen führen. Hunde, die eine ausgewogene, hausgemachte Ernährung erhalten, haben möglicherweise weniger Gesundheitsprobleme, was zu geringeren Ausgaben für Tierarztbesuche, Medikamente und spezielle therapeutische Diäten führen kann.

Denken Sie daran, dass es sich hierbei um Durchschnittskosten handelt und die tatsächlichen Kosten von verschiedenen Faktoren abhängen, z. B. davon, wo Sie wohnen, wo Sie einkaufen und welche besonderen Ernährungsbedürfnisse Ihr Hund möglicherweise hat. Es ist immer eine gute Idee, eine Kostenanalyse auf der Grundlage der spezifischen Anforderungen Ihres Hundes und der örtlichen Preise durchzuführen, um ein genaueres Bild zu erhalten.

Die Umstellung auf hausgemachtes Hundefutter ist nicht unbedingt billiger, aber für viele Hundebesitzer überwiegen die Vorteile der Qualitätskontrolle, der verbesserten Gesundheit und der Freude an der Ernährung ihres Tieres die Kosten.

B. Langfristige Einsparungen und Vorteile

Die unmittelbaren finanziellen Auswirkungen einer Umstellung auf selbstgekochtes Hundefutter können zwar unterschiedlich sein, aber die langfristigen Einsparungen und Vorteile können erheblich sein. Schauen wir uns einige Schlüsselbereiche an, in denen sich diese Vorteile bemerkbar machen:

Potenzielle Einsparungen bei der Gesundheit:
Einer der Hauptvorteile von selbstgemachtem Hundefutter ist das Potenzial für eine bessere Gesundheit. Eine auf die speziellen Bedürfnisse Ihres Hundes zugeschnittene Ernährung mit hochwertigen Zutaten kann zu weniger Gesundheitsproblemen führen. Auf lange Sicht kann dies zu Einsparungen bei Tierarztrechnungen, Medikamenten und Spezialnahrung führen.

Lebensqualität und Lebenserwartung:
Eine ausgewogene und nährstoffreiche Ernährung kann erheblich zur allgemeinen Lebensqualität Ihres Hundes beitragen und möglicherweise seine Lebensspanne verlängern. Auch wenn sich diese Vorteile nicht in finanziellen Einsparungen niederschlagen, sind sie für jeden Hundebesitzer unbezahlbar.

Vermeidung von kostspieligen Rückrufen:
Im Handel erhältliche Tiernahrung wird gelegentlich aufgrund von Problemen wie Verunreinigungen zurückgerufen. Diese Rückrufe können zu unerwarteten Kosten führen, vom Ersatz des zurückgerufenen Futters bis hin zu möglichen Tierarztrechnungen, wenn Ihr Haustier krank wird. Mit selbst zubereiteten Mahlzeiten können Sie dieses Risiko vermeiden.

Kosteneffizienz durch Großeinkauf und saisonale Einkäufe:
Selbstgekochtes Hundefutter ermöglicht Kosteneinsparungen durch Großeinkauf und saisonale Einkäufe. Der Kauf von Zutaten in großen Mengen senkt oft die Kosten pro Einheit, und der Einkauf von Obst und Gemüse in der Saison kann ebenfalls Geld sparen.

Weniger Abfall:
Mit selbstgemachtem Hundefutter können Sie Mahlzeiten in genau den Portionsgrößen zubereiten, die Ihr Hund braucht, und so die Menge an verschwendetem Futter reduzieren. Außerdem können Sie Reste von Ihren Mahlzeiten verwenden, sofern sie den Ernährungsbedürfnissen Ihres Hundes entsprechen.

Kontrolle über die Zutaten:
Auch wenn dies keine direkte finanzielle Ersparnis bedeutet, so ist es doch ein großer Vorteil, dass Sie die Kontrolle über die Zutaten für die Mahlzeiten Ihres Hundes haben. Sie können sicherstellen, dass Ihr Hund hochwertiges, frisches und gesundes Futter erhält, das frei von Konservierungs-, Füll- und Zusatzstoffen ist, die in vielen kommerziellen Futtersorten enthalten sind.

Zusammenfassend lässt sich sagen, dass die Kosten für selbstgekochtes Hundefutter zwar etwas höher oder vergleichbar mit denen für kommerzielles Futter sind, aber die potenziellen langfristigen Einsparungen und Vorteile machen es zu einer lohnenden Investition. Eine gesündere Ernährung kann zu einem glücklicheren Hund und möglicherweise zu niedrigeren Tierarztkosten führen, und das alles, ohne dass Sie sich Sorgen machen müssen.

C. Budgetfreundliche Tipps zur Herstellung von selbstgemachtem Hundefutter

Die Herstellung von selbstgemachtem Hundefutter muss nicht unbedingt den Geldbeutel sprengen. Mit ein paar cleveren Strategien können Sie Ihren pelzigen Freund mit nahrhaften, hausgemachten Mahlzeiten versorgen, auch wenn Sie ein kleines Budget haben. Hier sind einige Tipps:

Kaufen Sie in großen Mengen:
Der Kauf von Zutaten in großen Mengen führt in der Regel zu niedrigeren Kosten pro Einheit. Lebensmittel wie Reis, Kartoffeln und bestimmte Fleischsorten können oft für weniger Geld in großen Mengen gekauft werden.

Kaufen Sie saisonal ein:

Obst und Gemüse sind in der Regel billiger, wenn sie gerade Saison haben. Außerdem sind sie dann am frischesten und haben den höchsten Nährwert.

Verwenden Sie preisgünstige Zutaten:

Einige Zutaten wie Linsen, brauner Reis und bestimmte Gemüsesorten sind nahrhaft und dennoch preisgünstig. Integrieren Sie diese Zutaten in die Ernährung Ihres Hundes, um Kosten zu sparen.

Ziehen Sie weniger teure Fleischsorten in Betracht:

Günstigere Fleischsorten wie Hähnchenschenkel oder Putenhackfleisch sind oft genauso nahrhaft wie die teureren Sorten. Organisches Fleisch, wie Leber und Herz, ist ebenfalls preiswerter und enthält viele Nährstoffe.

Mahlzeiten in großen Mengen vorbereiten:

Wenn Sie mehrere Mahlzeiten auf einmal kochen, sparen Sie Zeit und Energiekosten. Sie können die zusätzlichen Mahlzeiten für den späteren Gebrauch einfrieren.

Bauen Sie Ihr eigenes Gemüse an:

Wenn Sie den nötigen Platz haben, sollten Sie Ihr eigenes Obst und Gemüse anbauen. Das kann eine lustige und lohnende Möglichkeit sein, Geld für Zutaten zu sparen.

Reste verwerten:

Sofern sie für Ihren Hund sicher und gesund sind, ist die Verwendung von Essensresten eine gute Möglichkeit, um Abfall zu vermeiden und Kosten zu sparen.

Achten Sie auf Ausverkäufe und Rabatte:

Achten Sie auf Ausverkäufe und Rabatte in Ihren örtlichen Lebensmittelgeschäften. Wenn Sie zu diesen Zeiten mehr einkaufen und einfrieren, können Sie viel Geld sparen.

Denken Sie daran, dass Sie Ihren Hund mit einer ausgewogenen, nahrhaften Ernährung versorgen wollen. Wenden Sie sich immer an Ihren Tierarzt oder einen Experten für Hundeernährung, wenn Sie die Ernährung Ihres Hundes grundlegend ändern wollen, insbesondere wenn Sie das Budget einschränken wollen. Eine selbst zubereitete Ernährung kann eine gute Möglichkeit sein, den Nährstoffbedarf Ihres Hundes zu decken, und mit diesen budgetfreundlichen Tipps muss dies nicht zu einer Belastung für Ihren Geldbeutel werden.

X. Kapitel 9: Überwachen Sie die Gesundheit Ihres Hundes und passen Sie seine Ernährung entsprechend an

A. Regelmäßige tierärztliche Kontrolluntersuchungen und Ernährungsumstellung

Auch wenn Sie Ihren Hund mit nahrhaftem, hausgemachtem Futter versorgen, sind regelmäßige tierärztliche Untersuchungen für das allgemeine Wohlbefinden Ihres Hundes unerlässlich. Sie sind aus mehreren Gründen wichtig:

Überwachung von Gewicht und Wachstum:
Regelmäßige Kontrolluntersuchungen helfen Ihrem Tierarzt, das Gewicht und das Wachstum Ihres Hundes zu überwachen. Wenn Ihr Hund zu viel an Gewicht zunimmt, kann Ihr Tierarzt vorschlagen, die Ernährung zu ändern oder sich mehr zu bewegen. Wenn Ihr Hund nicht genug zunimmt, muss die Ernährung möglicherweise angepasst werden.

Frühzeitige Erkennung von Gesundheitsproblemen:
Routineuntersuchungen können dazu beitragen, Gesundheitsprobleme frühzeitig zu erkennen, noch bevor spürbare Symptome auftreten. Eine frühzeitige Erkennung ermöglicht oft eine wirksamere Behandlung und bessere Ergebnisse.

Zahngesundheitscheck:
Tierärzte untersuchen bei Vorsorgeuntersuchungen auch die Zähne Ihres Hundes. Eine gute Zahngesundheit ist entscheidend für die allgemeine Gesundheit Ihres Hundes.

Auffrischung der Impfungen:
Regelmäßige Tierarztbesuche gewährleisten, dass die Impfungen Ihres Hundes auf dem neuesten Stand sind und ihn vor verschiedenen Krankheiten schützen.

Bewertung der Ernährung:
Einer der wichtigsten Gründe für eine regelmäßige tierärztliche Untersuchung bei der Fütterung mit hausgemachten Mahlzeiten ist die Beurteilung, ob die Ernährung Ihres Hundes alle Nährstoffbedürfnisse abdeckt. Der Tierarzt kann je nach Alter, Gewicht, Gesundheitszustand und Aktivitätsniveau Ihres Hundes Anpassungen der Ernährung vorschlagen.

Auch bei der sorgfältigsten Planung der selbst zubereiteten Nahrung kann sich der Nährstoffbedarf des Hundes aufgrund verschiedener Faktoren wie Alter, Gesundheitszustand und Aktivitätsniveau ändern. Regelmäßige Tierarztbesuche ermöglichen es Ihnen, die Ernährung Ihres Hundes rechtzeitig auf der Grundlage professioneller Ratschläge anzupassen.

Denken Sie daran, dass Ihr Tierarzt Ihr Partner für die Gesundheit Ihres Hundes ist. Informieren Sie ihn über alle Veränderungen, die Sie im Verhalten, beim Appetit oder beim Gesundheitszustand Ihres Hundes beobachten. Sprechen Sie offen über die Ernährung Ihres Hundes, damit Ihr Tierarzt Ihnen die besten Ratschläge geben kann, die auf die Bedürfnisse Ihres Hundes zugeschnitten sind.

In den nächsten Abschnitten werden wir einige Anzeichen erörtern, auf die Sie achten müssen und die auf eine notwendige Ernährungsumstellung hinweisen könnten, und wie Sie diese Änderungen sicher in die Mahlzeiten Ihres Hundes einführen können.

B. Erkennen von Anzeichen für Ernährungsmängel

Eine ausgewogene, hausgemachte Ernährung kann Ihren Hund zwar mit allen notwendigen Nährstoffen versorgen, doch manchmal kann es zu Nährstoffmängeln kommen. Es ist wichtig, die Anzeichen eines möglichen Mangels zu erkennen, um ihn rechtzeitig zu beheben. Hier sind einige Anzeichen, auf die Sie achten sollten:

Glattes Fell und Hautprobleme:

Wenn das Fell Ihres Hundes nicht mehr glänzt oder trocken und spröde erscheint oder wenn die Haut übermäßig trocken ist, juckt oder schuppt, könnte dies ein Zeichen für einen Mangel an essenziellen Fettsäuren oder bestimmten Vitaminen sein.

Lethargie oder verringerte Aktivität:

Ein Rückgang der Energie könnte auf einen Mangel an verschiedenen Nährstoffen hinweisen. Es könnte bedeuten, dass Ihr Hund nicht genügend Proteine oder bestimmte Vitamine erhält, oder es könnte ein Anzeichen für Anämie sein, die häufig durch Eisenmangel verursacht wird.

Verdauungsprobleme:

Anhaltender Durchfall oder Verstopfung können auf einen Mangel an Ballaststoffen oder ein Ungleichgewicht in der Ernährung hindeuten. Diese Symptome können jedoch auch auf andere Gesundheitsprobleme hinweisen, weshalb Sie unbedingt Ihren Tierarzt konsultieren sollten.

Schlechtes Wachstum bei Welpen:

Welpen, die nicht in der erwarteten Geschwindigkeit wachsen, haben möglicherweise einen Mangel an bestimmten Nährstoffen, einschließlich Proteinen, Vitaminen oder Mineralien wie Kalzium und Phosphor.

Gewichtsverlust oder -zunahme:
Ein unerklärlicher Gewichtsverlust könnte bedeuten, dass Ihr Hund nicht genügend Kalorien zu sich nimmt, während eine unerklärliche Gewichtszunahme auf zu viele Kalorien oder einen Mangel an notwendiger Bewegung hinweisen könnte.

Schwäche oder Muskelschwund:
Wenn Ihr Hund schwach wirkt oder Sie einen Verlust an Muskelmasse feststellen, erhält er möglicherweise nicht genügend Proteine oder bestimmte andere Nährstoffe.

Verhaltensänderungen:
Verhaltensänderungen, wie z. B. erhöhte Aggressivität oder Ängstlichkeit, können manchmal mit einem Nährstoffmangel zusammenhängen, aber auch Anzeichen für verschiedene Gesundheitsprobleme sein.

Denken Sie daran, dass diese Anzeichen oft sehr subtil sind und auf zahlreiche Gesundheitsprobleme hinweisen können, nicht nur auf Ernährungsmängel. Wenden Sie sich unbedingt an Ihren Tierarzt, wenn Sie Veränderungen bei Ihrem Hund feststellen. Wenn Ernährungsmängel festgestellt werden, kann Ihr Tierarzt Ihnen helfen, die Ernährung Ihres Hundes anzupassen, um sicherzustellen, dass er alle notwendigen Nährstoffe erhält.

Im nächsten Abschnitt erfahren Sie, wie Sie die Ernährung Ihres Hundes bei Bedarf anpassen können und wie wichtig es ist, diese Änderungen schrittweise vorzunehmen.

C. Erforderliche Anpassungen der Ernährung Ihres Hundes

Genau wie bei Menschen können sich die Ernährungsbedürfnisse eines Hundes im Laufe der Zeit aufgrund verschiedener Faktoren wie Alter, Gesundheitszustand, Aktivitätsniveau und sogar durch den Wechsel der Jahreszeiten ändern. Regelmäßige tierärztliche Untersuchungen können helfen, notwendige Anpassungen in der Ernährung Ihres Hundes zu erkennen. Sobald dies festgestellt wurde, ist es wichtig, diese Änderungen so umzusetzen, dass sie für Ihren Hund sicher und angenehm sind. Hier sind einige Richtlinien:

Nehmen Sie Änderungen schrittweise vor:
Plötzliche Änderungen in der Ernährung eines Hundes können zu Verdauungsstörungen führen. Daher sollten alle Änderungen schrittweise über ein oder zwei Wochen eingeführt werden. Beginnen Sie damit, eine kleine Menge des alten Futters durch das neue zu ersetzen, und erhöhen Sie den Anteil des neuen Futters allmählich.

Beobachten Sie die Reaktion Ihres Hundes:

Beobachten Sie Ihren Hund genau, wenn Sie die Ernährung umstellen. Achten Sie auf Anzeichen von Verdauungsstörungen, verändertem Appetit oder verändertem Verhalten. Wenn Sie etwas Beunruhigendes feststellen, wenden Sie sich an Ihren Tierarzt.

Halten Sie das Gleichgewicht:

Denken Sie daran, dass Ausgewogenheit bei der Ernährung eines Hundes wichtig ist. Wenn Sie einen Bestandteil der Nahrung erhöhen oder verringern, sind möglicherweise weitere Anpassungen erforderlich, um die Ernährung ausgewogen zu halten. Wenn Sie z. B. die Proteinmenge in der Nahrung Ihres Hundes erhöhen, müssen Sie möglicherweise die Kohlenhydratmenge verringern, um die Kalorienzufuhr gleich zu halten.

Ziehen Sie Nahrungsergänzungsmittel in Betracht:

Wenn Ihr Hund an bestimmten Nährstoffmängeln leidet, können Nahrungsergänzungsmittel erforderlich sein. Sprechen Sie immer mit Ihrem Tierarzt, bevor Sie Ihrem Hund Nahrungsergänzungsmittel verabreichen.

Regelmäßig neu bewerten:

Wenn Sie die Ernährung umgestellt haben, sollten Sie die Reaktion Ihres Hundes auf lange Sicht weiter beobachten. Regelmäßige tierärztliche Untersuchungen können helfen zu beurteilen, ob die Ernährungsumstellung funktioniert oder ob weitere Anpassungen erforderlich sind.

Denken Sie daran, dass jeder Hund einzigartig ist und dass das, was bei dem einen funktioniert, bei dem anderen nicht unbedingt der Fall ist. Eine Ernährung, die auf die individuellen Bedürfnisse Ihres Hundes abgestimmt ist, und regelmäßige tierärztliche Untersuchungen tragen dazu bei, dass Ihr Hund ein langes, gesundes und glückliches Leben führt. Im nächsten Kapitel werden wir uns mit bestimmten Situationen befassen, in denen eine Anpassung der Ernährung erforderlich sein kann, und Ihnen Leitlinien für den Umgang mit diesen Situationen geben.

XI. Schlussfolgerung: Die Reise zu einem gesünderen Hund

A. Wiederholung der Vorteile von selbstgemachtem Hundefutter

Zum Abschluss dieses umfassenden Leitfadens möchten wir noch einmal auf die zahlreichen Vorteile von selbstgemachtem Hundefutter eingehen, um zu verdeutlichen, warum es sich lohnt, Zeit und Mühe in die Zubereitung von Mahlzeiten für Ihren pelzigen Freund zu investieren.

Kontrolle über die Zutaten:
Bei selbstgemachtem Hundefutter haben Sie die volle Kontrolle darüber, was Ihr Hund frisst. Das bedeutet, dass Sie auf hochwertige Zutaten achten und Füllstoffe, Zusatzstoffe oder minderwertige Proteine vermeiden können, die häufig in kommerziellem Hundefutter enthalten sind.

Maßgeschneiderte Ernährung:
Jeder Hund ist einzigartig. Mit selbstgemachtem Futter können Sie die Ernährung Ihres Hundes auf seine speziellen Bedürfnisse abstimmen, ganz gleich, ob er ein Welpe, ein Senior, ein aktiver Erwachsener ist oder unter bestimmten gesundheitlichen Problemen leidet.

Fördert die Gesundheit und Langlebigkeit:
Eine ausgewogene, nährstoffreiche Ernährung fördert die allgemeine Gesundheit und Langlebigkeit. Sie kann die Haut und das Fell Ihres Hundes verbessern, sein Immunsystem stärken, eine gesunde Verdauung fördern und sein Gewicht in Schach halten.

Abwechslung:
Auch Hunde wissen Abwechslung zu schätzen! Mit selbstgemachtem Futter können Sie Ihrem Hund eine Reihe verschiedener Lebensmittel und Geschmacksrichtungen anbieten, damit die Mahlzeiten für ihn interessant bleiben.

Kostengünstig:
Selbstgekochtes Hundefutter mag zwar zunächst teuer erscheinen, kann sich aber auf lange Sicht als kosteneffektiv erweisen, vor allem, wenn man die Einsparungen bei den Tierarztrechnungen berücksichtigt, die durch schlechte Ernährung entstehen können.

Zeit der Bindung:
Die Zubereitung von Mahlzeiten für Ihren Hund kann eine besondere Form der Bindung sein, die Ihrem Hund zeigt, wie sehr Sie ihn lieben.

Seelenfrieden:
Wenn Sie genau wissen, was Ihr Hund isst, können Sie sich beruhigt zurücklehnen, vor allem in Zeiten, in denen es Rückrufaktionen für kommerzielles Hundefutter gibt.

Denken Sie daran, dass die Umstellung auf selbstgekochtes Hundefutter eine Reise ist, kein Sprint. Es geht darum, schrittweise Änderungen vorzunehmen, die die Gesundheit und das Glück Ihres Hundes verbessern. Wie Sie in diesem Buch erfahren haben, sind Wissen, Geduld und regelmäßige tierärztliche Untersuchungen der Schlüssel zu einer erfolgreichen Umstellung.

In den folgenden Abschnitten fassen wir die wichtigsten Punkte jedes Kapitels zusammen, um Ihnen ein schnelles Nachschlagen zu ermöglichen, und wir schließen mit einigen abschließenden Ratschlägen und Ermutigungen für Ihre Reise mit selbstgemachtem Hundefutter.

B. Ermutigung zu fortgesetzter Erforschung und Erprobung

Wir hoffen, dass Sie mit diesem Buch eine solide Grundlage für den Beginn Ihrer Reise zu hausgemachten, nahrhaften Mahlzeiten für Ihren Hund gefunden haben. Aber das ist erst der Anfang. Die Welt der Hundeernährung ist riesig und entwickelt sich ständig weiter, und es gibt immer mehr zu lernen und zu entdecken.

Denken Sie daran, dass jeder Hund einzigartig ist und seine eigenen Vorlieben, Ernährungsbedürfnisse und Gesundheitszustände hat. Was für den einen Hund gut ist, muss für den anderen nicht gelten. Scheuen Sie sich daher nicht, zu experimentieren, natürlich immer unter Anleitung Ihres Tierarztes. Probieren Sie verschiedene Rezepte, Zutaten und Mahlzeitenpläne aus und beobachten Sie, wie Ihr Hund darauf reagiert.

Hier sind ein paar ermutigende Worte für Ihren weiteren Weg:

Geduld ist der Schlüssel:
Die Umstellung auf selbstgekochtes Hundefutter und das Herausfinden, was für Ihren Hund am besten ist, kann einige Zeit in Anspruch nehmen. Lassen Sie sich nicht entmutigen, wenn Sie auf dem Weg dorthin auf Herausforderungen stoßen. Geduld und Konsequenz sind das A und O.

Bleiben Sie auf dem Laufenden:
Bleiben Sie auf dem Laufenden über die neuesten Forschungsergebnisse in der Hundeernährung. Es werden regelmäßig neue Entdeckungen und Fortschritte gemacht, die die Gesundheit und das Wohlbefinden Ihres Hundes weiter verbessern können.

Lassen Sie sich auf die Reise ein:
Genießen Sie den Prozess. Bereiten Sie mit Freude die Mahlzeiten für Ihren Hund zu, denn Sie wissen, dass Sie damit einen positiven Beitrag zu seiner Gesundheit und seinem Glück leisten.

Feiern Sie kleine Erfolge:
Feiern Sie die Verbesserungen, die Sie bei der Gesundheit und Vitalität Ihres Hundes feststellen. Ob es sich um ein glänzenderes Fell, mehr Energie oder ein gesünderes Gewicht handelt, jeder kleine Erfolg ist ein Beweis dafür, dass sich Ihre Bemühungen auszahlen.

Denken Sie daran:
Das Ziel ist nicht Perfektion, sondern Fortschritt. Selbst kleine Veränderungen können im Laufe der Zeit einen großen Einfluss auf die Gesundheit Ihres Hundes haben. Ihr Hund braucht keine perfekte Ernährung - er braucht eine ausgewogene, liebevoll zubereitete Ernährung, die seinen individuellen Bedürfnissen gerecht wird.

Im nächsten und letzten Abschnitt dieses Buches finden Sie eine Zusammenfassung der einzelnen Kapitel zum schnellen Nachschlagen. Dieser Leitfaden wird Ihnen als praktisches Hilfsmittel dienen, wenn Sie sich in der Welt der selbstgemachten Hundenahrung zurechtfinden wollen.

C. Abschließende Überlegungen zum Einfluss der Ernährung auf die Gesundheit und Langlebigkeit des Hundes

Zum Abschluss möchten wir ein letztes Mal betonen, welch großen Einfluss die Ernährung auf die Gesundheit und Langlebigkeit eines Hundes haben kann. Genau wie beim Menschen spielt die Nahrung, die Ihr Hund zu sich nimmt, eine entscheidende Rolle für seine allgemeine Gesundheit, sein Wohlbefinden und seine Lebensqualität.

Eine ausgewogene, nährstoffreiche Ernährung kann:

Das Immunsystem stärken: Die richtige Mischung aus Vitaminen, Mineralstoffen und Antioxidantien kann das Immunsystem Ihres Hundes stärken und ihn widerstandsfähiger gegen verschiedene Krankheiten und Infektionen machen.

Förderung eines gesunden Gewichts: Eine Ernährung, die auf das Alter, die Rasse, die Größe und das Aktivitätsniveau Ihres Hundes abgestimmt ist, kann dazu beitragen, ein gesundes Gewicht zu halten und so Probleme wie Fettleibigkeit zu vermeiden, die zu zahlreichen anderen Gesundheitsproblemen führen können.

Verbessern Sie die Gesundheit von Haut und Fell: Essenzielle Fettsäuren und andere Nährstoffe können ein glänzendes Fell und eine gesunde Haut fördern und Probleme wie Trockenheit, Juckreiz und Schuppenbildung verringern.

Unterstützung der Verdauungsgesundheit: Ausreichend Ballaststoffe und hochwertige Proteine können ein gesundes Verdauungssystem unterstützen und Probleme wie Durchfall, Verstopfung und Blähungen verringern.

Unterstützung der Gelenkgesundheit: Besonders bei älteren Hunden kann eine Ernährung, die reich an bestimmten Nährstoffen ist, die Gesundheit der Gelenke unterstützen und das Risiko von Problemen wie Arthritis verringern.

Fördert die Langlebigkeit: Letztlich tragen alle oben genannten Vorteile zu einem längeren, gesünderen Leben Ihres Hundes bei.

Wenn Sie sich für die Zubereitung von selbstgemachtem Hundefutter entscheiden, setzen Sie sich für die Gesundheit und das Glück Ihres Hundes ein. Es ist eine liebevolle Arbeit, die sich in Form einer verbesserten Gesundheit, einer gesteigerten Vitalität und einer potenziell längeren Lebensdauer Ihres Hundes auszahlen kann.

Wir hoffen, dass dieses Buch Ihnen das Wissen, die Ressourcen und die Zuversicht vermittelt hat, die Sie brauchen, um diese Reise anzutreten. Denken Sie daran: Sie sind nicht allein. Es gibt eine ganze Gemeinschaft von Tierhaltern, die sich auf demselben Weg befinden, und zahlreiche Ressourcen, die Sie unterstützen können.

Ihr Hund ist ein Teil Ihrer Familie, und wie bei jedem Familienmitglied wollen Sie nur das Beste für ihn. Wenn Sie sich dafür entscheiden, Ihren Hund mit hausgemachter Nahrung zu füttern, bieten Sie ihm nur das Beste.

Vielen Dank, dass Sie sich die Zeit genommen haben, dieses Buch zu lesen, und dass Sie diesen wichtigen Schritt zur Verbesserung der Gesundheit und des Glücks Ihres Hundes getan haben. Viel Glück auf Ihrem Weg zu hausgemachtem Hundefutter!

XII. Anhänge

A. Beispiele für 28-Tage-Mahlzeitenpläne

Im Folgenden finden Sie einige Beispiele für wöchentliche Mahlzeiten, die Sie als Ausgangspunkt für die Fütterung Ihres Hundes mit hausgemachten Mahlzeiten verwenden können. Diese Pläne basieren auf einem gesunden erwachsenen Hund einer mittelgroßen Rasse. Die Portionsgrößen und die spezifischen Ernährungsbedürfnisse können je nach Alter, Gewicht, Rasse und Gesundheitszustand Ihres Hundes variieren; fragen Sie daher immer Ihren Tierarzt um Rat.

Tag 1:

- Frühstück: Erdnussbutter und Bananenhaferflocken
- Mittagessen: Reis und Gemüsemischung
- Abendessen: Huhn und Süßkartoffel-Haschee
- Leckerli: Erdnussbutter und Honig Hundekekse

Tag 2:

- Frühstück: Heidelbeere und Spinat Smoothie
- Mittagessen: Hüttenkäse und Obst
- Abendessen: Fisch und brauner Reis
- Leckerbissen: Hundekekse mit Blaubeeren und Bananen

Tag 3:

- Frühstück: Apfel und Putenwurst
- Mittagessen: Hühnereintopf mit Gemüse
- Abendessen: Schale mit Lamm und Gerste
- Leckerli: Quinoa und Kürbis Hundeleckerlis

Tag 4:

- Frühstück: Sardinen-Rührei
- Mittagessen: Putenfleisch-Reis-Mix
- Abendessen: Rindfleisch und Quinoa Abendessen
- Leckerli: Huhn und Karotte Hundekekse

Tag 5:

- Frühstück: Kürbis und Quinoa-Brei
- Mittagessen: Fisch und Süßkartoffel
- Abendessen: Leber und brauner Reis
- Leckerli: Lachs und Süßkartoffel-Leckerbissen

Tag 6:

- Frühstück: Joghurt und gemischte Beeren
- Mittagessen: Putenfleisch und Gemüsemischung
- Abendessen: Wildfleisch und Süßkartoffel Abendessen
- Leckerli: Rüben und Käse Hundeleckerli

Tag 7:

- Frühstück: Hähnchen-Gemüse-Auflauf
- Mittagessen: Abendessen mit Schweinefleisch und Äpfeln
- Abendessen: Kaninchen und Gerstenschüssel
- Leckerbissen: Zucchini und Apfel-Häppchen

Tag 8:

- Frühstück: Erdnussbutter und Bananenhaferflocken
- Mittagessen: Hühnereintopf mit Gemüse
- Abendessen: Lachs und Erbsen Abendessen
- Leckerli: Hundekekse mit Erdnussbutter und Honig

Tag 9:

- Frühstück: Heidelbeere und Spinat Smoothie
- Mittagessen: Putenfleisch und Reismischung
- Abendessen: Schweinefleisch und Apfel Abendessen
- Leckerbissen: Hundekekse mit Blaubeeren und Bananen

Tag 10:

- Frühstück: Apfel und Putenwurst
- Mittagessen: Fisch und Süßkartoffel
- Abendessen: Huhn und Gemüseauflauf
- Leckerli: Quinoa und Kürbis Hundeleckerlis

Tag 11:

- Frühstück: Sardinen-Rührei
- Mittagessen: Putenfleisch und Gemüsemischung
- Abendessen: Kaninchen und Gerstenschüssel
- Leckerli: Huhn und Karotte Hundekekse

Tag 12:

- Frühstück: Kürbis und Quinoa-Brei
- Mittagessen: Reis-Gemüse-Mix
- Abendessen: Leber und brauner Reis
- Leckerbissen: Lachs und Süßkartoffel-Leckerbissen

Tag 13:

- Frühstück: Joghurt und gemischte Beeren
- Mittagessen: Hüttenkäse und Obst
- Abendessen: Schale mit Lamm und Gerste
- Leckerli: Rüben und Käse Hundeleckerli

Tag 14:

- Frühstück: Hühnerfleisch und Süßkartoffelpüree
- Mittagessen: Fisch und brauner Reis
- Abendessen: Wildbret und Süßkartoffel Abendessen
- Leckerbissen: Zucchini und Apfelhappen

Tag 15:

- Frühstück: Erdnussbutter und Bananenhaferflocken
- Mittagessen: Huhn und Gemüseauflauf
- Abendessen: Lachs und Erbsen Abendessen
- Leckerli: Hundekekse mit Erdnussbutter und Honig

Tag 16:

- Frühstück: Heidelbeere und Spinat Smoothie
- Mittagessen: Kaninchen und Gerstenschüssel
- Abendessen: Abendessen mit Schweinefleisch und Apfel
- Leckerbissen: Hundekekse mit Blaubeeren und Bananen

Tag 17:

- Frühstück: Apfel und Putenwurst
- Mittagessen: Putenfleisch und Reismischung
- Abendessen: Schale mit Lamm und Gerste
- Leckerli: Quinoa und Kürbis Hundeleckerli

Tag 18:

- Frühstück: Sardinen-Rührei
- Mittagessen: Fisch und Süßkartoffel
- Abendessen: Leber und brauner Reis
- Leckerli: Huhn und Karotte Hundekekse

Tag 19:

- Frühstück: Kürbis und Quinoa-Brei
- Mittagessen: Reis-Gemüse-Mix
- Abendessen: Hähnchen und Gemüseauflauf
- Leckerbissen: Lachs und Süßkartoffel-Leckerbissen

Tag 20:

- Frühstück: Joghurt und gemischte Beeren
- Mittagessen: Hüttenkäse und Obst
- Abendessen: Kaninchen und Gerstenschüssel
- Leckerli: Rüben und Käse Hundeleckerli

Tag 21:

- Frühstück: Hühnerfleisch und Süßkartoffelpüree
- Mittagessen: Fisch und brauner Reis
- Abendessen: Wildbret und Süßkartoffel Abendessen
- Leckerbissen: Zucchini und Apfelhappen

Tag 22:

- Frühstück: Hüttenkäse und Obst
- Mittagessen: Putenfleisch und Reismischung
- Abendessen: Kaninchen und Gerstenschüssel
- Leckerli: Lachs und Süßkartoffel-Leckerbissen

Tag 23:

- Frühstück: Joghurt und gemischte Beeren
- Mittagessen: Hühnchen und Süßkartoffel-Haschee
- Abendessen: Abendessen mit Schweinefleisch und Apfel
- Leckerli: Hundekekse mit Erdnussbutter und Honig

Tag 24:

- Frühstück: Erdnussbutter und Bananenhaferflocken
- Mittagessen: Fisch und brauner Reis
- Abendessen: Putenfleisch und Gemüsemischung
- Leckerli: Quinoa und Kürbis Hundeleckerlis

Tag 25:

- Frühstück: Apfel und Putenwurst
- Mittagessen: Schale mit Lamm und Gerste
- Abendessen: Hähnchen-Gemüse-Auflauf
- Leckerli: Hundekekse mit Huhn und Karotten

Tag 26:

- Frühstück: Sardinen-Rührei
- Mittagessen: Hühnereintopf mit Gemüse
- Abendessen: Rindfleisch und Quinoa Abendessen
- Leckerbissen: Hundekekse mit Blaubeeren und Bananen

Tag 27:

- Frühstück: Kürbis und Quinoa-Brei
- Mittagessen: Reis-Gemüse-Mix
- Abendessen: Leber und brauner Reis
- Leckerli: Rüben und Käse Hundeleckerli

Tag 28:

- Frühstück: Heidelbeere und Spinat Smoothie
- Mittagessen: Fisch und Süßkartoffel
- Abendessen: Wildbret und Süßkartoffel Abendessen
- Leckerbissen: Zucchini und Apfel-Häppchen

B. Nährstoffgehalt der üblichen Zutaten

Die Kenntnis des Nährstoffgehalts gängiger Zutaten kann bei der Zusammenstellung ausgewogener Mahlzeiten für Ihren Hund sehr hilfreich sein. Im Folgenden finden Sie einen kurzen Überblick über den Nährwert einiger häufig verwendeter Zutaten in selbstgemachtem Hundefutter:

Protein-Quellen:

Huhn: Huhn ist eine magere Eiweißquelle und liefert außerdem wichtige Vitamine wie B3 (Niacin) und B6 sowie Mineralstoffe wie Selen, Phosphor und Zink.

Rindfleisch: Rindfleisch ist eine ausgezeichnete Quelle für hochwertiges Eiweiß und enthält außerdem wichtige Vitamine und Mineralstoffe, darunter B-Vitamine, Zink und Eisen.

Lachs: Lachs enthält viele Omega-3-Fettsäuren und ist gut für die Haut und das Fell Ihres Hundes. Er ist außerdem eine gute Quelle für Eiweiß und Vitamin D.

Pute: Truthahn ist eine magere Proteinquelle und liefert außerdem wichtige Nährstoffe wie Selen, Vitamin B6 und Niacin.

Kohlenhydrate:

Brauner Reis: Ein komplexes Kohlenhydrat, das gleichmäßig Energie liefert. Brauner Reis enthält außerdem Ballaststoffe, Vitamine und Mineralstoffe wie Magnesium und Selen.

Süßkartoffel: Süßkartoffeln sind reich an Beta-Carotin, Ballaststoffen und den Vitaminen A, C und B6 und damit eine nahrhafte Kohlenhydratquelle.

Quinoa: Ein Pseudogetreide mit hohem Proteingehalt und reich an essenziellen Aminosäuren, Ballaststoffen sowie verschiedenen Vitaminen und Mineralstoffen.

Hafer: Hafer ist reich an Ballaststoffen und enthält außerdem Vitamine, Mineralstoffe und antioxidative Verbindungen. Sie sind eine großartige Energiequelle für Ihren Hund.

Gemüse:

Karotten: Sie enthalten viele Ballaststoffe und Beta-Carotin, das im Körper Ihres Hundes in Vitamin A umgewandelt wird.

Erbsen: Liefern gute Mengen an Vitamin A, K und B-Vitaminen sowie Mineralien wie Eisen, Zink und Mangan.

Kürbis: Kürbis ist eine gute Quelle für Ballaststoffe, Vitamin A und andere Nährstoffe und ist besonders gut für die Verdauung.

Spinat: Als nährstoffreiches Blattgemüse liefert Spinat die Vitamine A, C, K und B-Vitamine sowie Mineralstoffe wie Eisen und Kalzium.

Obst:

Äpfel: Eine gute Quelle für Ballaststoffe und Vitamin C. Achten Sie darauf, die Kerne und das Kerngehäuse zu entfernen.

Heidelbeeren: Reich an Antioxidantien, Ballaststoffen und Vitamin C.

Bananen: Eine gute Quelle für Kalium und die Vitamine C und B6.

Birnen: Reich an Ballaststoffen und Vitamin C. Achten Sie darauf, das Kerngehäuse und die Kerne zu entfernen.

Denken Sie daran, dass es wichtig ist, neue Lebensmittel langsam und in Maßen einzuführen, um Verdauungsstörungen zu vermeiden. Außerdem ist es wichtig, dass die Inhaltsstoffe in einem ausgewogenen Verhältnis zueinander stehen, um den Nährstoffbedarf Ihres Hundes zu decken. Sprechen Sie immer mit Ihrem Tierarzt oder einem Experten für Tiernahrung, um sicherzustellen, dass Ihre selbst zubereiteten Hundemahlzeiten ausgewogen und gesund sind.

Wie Sie sehen, kann die Herstellung von selbstgemachtem Hundefutter eine unterhaltsame und gesunde Art sein, Zeit mit Ihrem tierischen Freund zu verbringen. Sprechen Sie auf jeden Fall mit Ihrem Tierarzt, um sicherzustellen, dass das Futter, das Sie Ihrem Tier geben, seinen Bedürfnissen entspricht. Mit Liebe, Sorgfalt und ein wenig Zeit in der Küche können Sie Ihrem Hund eine ausgewogene Mahlzeit mit vielen verschiedenen Geschmacksrichtungen bieten. Auf selbstgekochte Mahlzeiten, die Hunde glücklich und gesünder machen, ein Gericht nach dem anderen. Vergessen Sie nicht, dass die Zeit und die Arbeit, die Sie in die Gesundheit Ihres Hundes investieren, es wert sind, denn ein gesunder Hund ist ein glücklicher Hund. "Viel Glück beim Kochen!

SCAN ME

SCAN THE QR CODE

OR COPY AND PASTE THE URL:

https://qrco.de/bepHYu

Printed in Poland
by Amazon Fulfillment
Poland Sp. z o.o., Wrocław

33251200R00069